是的，谁都没有想到，"医患关系"会成为眼花缭乱的舆论热点之一；真的，谁都未曾料到，"医患关系到了最危险的时候"会出现在振聋发聩的呼声之中。

　　当今社会，最严重的问题当非医患矛盾，但对立双方壁垒分明，难辨泾渭，委屈愤怒，各执己见，剑拔弩张，甚至刺刀见红，令人瞠目结舌，百思不得其解。

　　说到"医患关系"势必带出"医患沟通"。此题广为继续教育推崇。在此抛出陋"砖"，唯望引来美"玉"。

牙科诊所的
医患沟通

第2版

主　编　于秦曦

副主编　于大光

编　者　（以姓氏笔画为序）

　　　　于大光　瑞尔集团

　　　　于秦曦　广州市民营口腔医师协会

　　　　石考龙　广州市博济口腔门诊部

　　　　肖　扬　杭州牙道企业管理咨询有限公司

　　　　欧　尧　广州市华南口腔医院

　　　　蔡德良　（Deniel Choy）香港开业牙科医生

　　　　谭秉廉　（Robert Tam）香港开业牙科医生

　　　　颜培德　上海市恺宏口腔门诊部

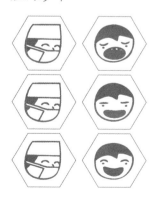

人民卫生出版社

图书在版编目（CIP）数据

牙科诊所的医患沟通/于秦曦主编. —2版. —北京：人民卫生出版社，2015

ISBN 978-7-117-20795-9

I.①牙…　II.①于…　III.①口腔科医院–人际关系学
IV.①R197.322

中国版本图书馆 CIP 数据核字（2015）第 129241 号

人卫智网	**www.ipmph.com**	医学教育、学术、考试、健康， 购书智慧智能综合服务平台
人卫官网	**www.pmph.com**	人卫官方资讯发布平台

牙科诊所的医患沟通
第 2 版

主　　编：于秦曦
出版发行：人民卫生出版社（中继线 010-59780011）
地　　址：北京市朝阳区潘家园南里 19 号
邮　　编：100021
E - mail：pmph @ pmph.com
购书热线：010-59787592　010-59787584　010-65264830
印　　刷：河北博文科技印务有限公司
经　　销：新华书店
开　　本：710×1000　1/16　印张：13
字　　数：206 千字
版　　次：2011 年 7 月第 1 版　2015 年 7 月第 2 版
　　　　　2024 年 8 月第 2 版第 14 次印刷（总第 15 次印刷）
标准书号：ISBN 978-7-117-20795-9/R·20796
定　　价：38.00 元

打击盗版举报电话：010-59787491　E-mail：WQ @ pmph.com
（凡属印装质量问题请与本社市场营销中心联系退换）

2011 年本书初版，得同道认可，遂有此版成稿。前书出版后，对"医患沟通"的敏感度有所增高，凡获资讯均证实，沟通无处不在、无所不在。

大者，和世界有关。美国前总统卡特在获得 2002 年诺贝尔和平奖的获奖致辞中说："当今世界上，虽然交通和通信科技发展迅速，但并不意味着人们可以更好地相互理解和沟通。"2011 年，记者问美国驻华大使洪博培，现在对外交官的要求与从前有何不同？答曰："大概是沟通吧……与公众的沟通意识和能力至关重要。"

小者，连日常接听电话也与之有关。2013 年，日本大阪举办第 52 届"全日本电话应答竞赛"（All-Japan Phone-Answering Competition），参赛人数达 12 613，创历史纪录。按规则，每位参赛者进行三分钟对话，评委根据电话礼仪（包括良好的语气、音量、语速、发音、语调、遣词造句）评判，如：电话响第一声或第二声时就应拿起电话，若因无法避免的原因，电话响了三声或更久就要道歉；谈话要以庄重、尊敬的语体进行，句中应适时穿插"提出这样的请求，不胜惶恐之至……"之类的表述；通话结束，话务员要听到致电者挂电话后才能放下听筒，先挂被视为十分失礼；讲话音调要柔媚有活力；句子之间要有适当停顿；口气要友好，但又不能过度；自始至终都要用适度感叹表达关切，体谅致电者的情绪。

和我们息息相关的，还是"医患沟通"。2013 年 12 月，央视节目主持人柴静在网上挂出《一百年前的医患关系》一文，详细介绍 19 世纪 80 年代杭州广济医院及其创办人梅藤更（Duncan Main）的故事，阅后，浮想联翩……

19 世纪 80 年代的杭州，医疗卫生行业是个什么状态？

论硬件，那时的医疗环境医疗设施也好，药品药剂器械用具也罢，显然是无法和我们现在具备和享有的相提并论。论软件，那时的理论知识也好，技术水平也罢，更是无法和我们现在掌握和运用的一比高低。

再看社会环境，那时鸦片战争结束不久，医疗传教开始进入中国，但受激烈抗拒。民间传言："教会医师以媚药淫亵妇女，教会医院挖眼剖心用以做药。"连"知书识礼"的魏源也在他的名著《海国图志》里渲染洋教用药迷人、挖眼制药。那个时候，教案冲突此起彼伏，医疗往往是引爆点，如 1870 年天津教案、1868 年扬州教案等。

　　梅藤更受英国基督教圣公会派遣来杭州传教施医，克服了种种难以想象的困难，逐渐赢得了广大患者的信赖，改变了当地华人对西医和洋人的仇视和抗拒，建立起为人称颂不已的"医患关系"。毫无疑问，能够得到广大公众认可和接受的医师，都必定有"精湛的医术和高尚的医德"，如传诵至今的他的名言："好的医师应该具有三个'H'：Head 是知识，Hand 是技能，Heart 就是良心。"但若进一步深究，他是怎么样在那样恶劣的环境和条件下发挥"精湛的医术和高尚的医德"的呢？文章通过许多生动实例讲述了他和他的伙伴们在"医患沟通"上异乎寻常的杰出表现。

　　柴静文中附有许多照片，第一张所示是梅藤更医师查房时向中国小患者弯腰行礼，一老一小，一医一患，相敬相亲，睹者无不动容，无不震撼！仅此动作，放在"医患沟通"题目之下，可做多少文章啊！

　　业内，临床操作高手比比皆是，赞誉时少不了叹曰他们牙科"悟性"甚高。其实，"医患"沟通又何尝不要"悟性"？悟性是一种感悟的思维能力，具偶发性、跳跃性、创造性等特点，表现为未卜先知、举一反三、去伪存真、触类旁通、灵犀敏锐。7 岁曹冲脱口说出称象之法，震惊满朝文武大臣，就是悟性；目不识丁的僧人慧能悟出一副偈语，识压众僧，成为五祖弘忍衣钵传承人，创立佛教顿悟学派，就是悟性。悟性无关学位，无关职称。每一个正常人都有潜在悟性，需开启方能显现。如何开启？古人曰：学必悟，悟而生慧。学习本质是悟道，悟通天下，悟得智慧。悟性重在悟，通过自学、自问、自疑、自答、自赏、自娱等过程而获得。本书新增"如何发挥医患沟通中道歉的黏合作用"、"如何慎用医患沟通中幽默的润滑作用"和"如何克服医患沟通中浮躁的拮抗作用"三章，讨论与医患沟通息息相关的附带因素，寄望对开启"悟性"有所助益，弥补第 1 版之不足。

　　本书将"医患沟通浅议"一章拆分为"'沟通'释义"和"'医患沟通'初探"，分别做进一步阐述，应比前书明晰。附录中增加"沟通参考选录"及"加拿大安大略省牙科协会的《医患沟通指南》"，可资借鉴。

　　在此，向朋友们致以衷心感谢，没有你们的点拨、提醒、举例，此书绝无可能完成；向编辑和出版社致以深切谢意，是你们提供了一个良机，可以让民营牙科从业者就"医患沟通"这个题目继续探讨和交流。

于秦曦
2015年春节

沟通之重要，人皆共知。

古人云"秀才遇到兵，有理说不清"，实指沟通的失败。学者们不满足于事实的陈述，对沟通进行了深入的探讨。他们发现：有效的沟通，有赖于理性的话语；理性的话语，建基于独立、平等、自由的理念；这种理念的养成，离不开社会的氛围和学校的教育。

文明的国家视理性话语为人类社会长期发展的成果，是形成正派宽容的人际关系的前提，是构建和谐民主的社会环境的条件。公共话语逻辑和说理辨误方式不只是知识，更是习惯，而习惯是需要从小培养的。一个人一旦错过了易于培养思想和话语习惯的形成期，即使后来有机会获得相关知识，也很难真正成为习惯。学校教育学生的理性话语能力，从社会作用来说，是一种帮助维护民主公共生活秩序的公民教育；从公民修养和禀性来说，则是一种提高国民素质的人文教育。

美国的公共说理教育始于小学。各年级有具体的要求，如：一年级"重述简单说理和叙述段落中的主要观点"；二年级"重述文本中的事实和细节，说清和组织要说的意见"；三年级"在说理文中区别主要观点和支持这些观点的细节"；四年级"区别说理文本中的原因与结果、事实、看法之不同"；五年级"分辨文本中的事实、得到证明的推论和看法（尚有待证明的观点）"；六年级对学生的"说理评估"能力提出了系统要求：①判断作者在结论中所用论据的合适性和恰当性；②准确地引述有说服力的论据，合理陈述观点；③察辨文本中缺乏论据支持的推理、谬误的推论、说辞和宣传……这样的教育一直持续到大学。人的成长是一个连续的过程，但在学期间有强烈的好奇心和求知欲，可塑性强，能很快将学到的知识吸纳并转化成为习惯。

由此可见，有效的沟通与沟通者的公民素质、独立思考和理性习惯是分不开的。除了文化传统外，公民教育所起的作用绝对不容忽视。

同样，有效的医患沟通必须有正确的医学伦理道德为基础。平等交流、开诚布公是对话的常态与基础。那种只有"说话者"与"听话者"的沟通，无论如何都不可能达成共识，更不会形成融洽和谐的医患关系。

但是,将我们当前在医患沟通上的问题归咎于公民教育的缺如,解决不了我们的燃眉之急。我们现在所能做的事情,除了强调公民意识上的补遗外,了解和学习一点沟通上的技巧,对临床医疗业务的开展也不无益处,尽管这只是"技",而非"道"。

舆论普遍把大众对医疗卫生的怨气引向广大医务工作者,但笔者绝对不相信中国医师的道德基因有缺陷,也绝对不相信中国老百姓天生对医师有成见。在笔者看来,医患关系紧张的源头是制度的不健全和不科学。许多西方医学教育家指出:"现代医学既非艺术也非科学,而是一种宗教。"但在我国,大多数人认为医师只是"职业",并非艺术和科学的化身,更与宗教无关。

我们从小就没有接受过公共说理教育,没有学习过沟通技巧,如果再缺乏互信和理解,没有坦率和真诚,怎么可能会有有效的沟通? 在我国,"看病"一事表面上看仅关系到医师和患者,其实背后还存在着各种错综复杂的因素,利益诱惑以越来越强大的力量"指挥"着医师们的医疗行为。对医学知识似懂非懂一知半解的大众,习惯性地把对道德的幻想寄托在医师身上,难免感到失望,并把所有怨气发向医师。

医患沟通是值得探讨、永无止境的课题。本书是笔者与众多口腔诊所从业人士共同探寻有关医患沟通的一个初步总结,涉及的是在口腔诊所这个特定场所内医患沟通之本质、目的、规律、过程和方法,分门别类地介绍了一些在不同场景中患者常会提出的问题、可供医师和诊所工作人员参考的应对技巧以及相应的点评看法。书中提及的许多想法和素材,均来自于朋友们的切磋过程,即西人所谓的"Brain Storm"。朋友们对笔者给予毫无保留的支持和帮助,在此一并表示由衷和诚挚的感谢。能够与读者分享学习和思考的点滴体会,乃笔者之大幸。为了进一步提高本书的质量,以供再版时修改,因而诚恳地希望各位读者、专家提出宝贵意见。

书后附录五篇文章,是近年思考与本书主题有关的问题之笔录,一并作为"引玉"的"砖",呈交给读者。

于秦曦

yuqinxi2005@yahoo.ca

2011年1月

●●● 目 录

古人造词,言简意赅。寥寥"沟通"二字,有人释为"河川沟溪,纵横交错;皇天恩泽,不可轻怠;疏则相通,万物滋润;堵则涌塞,尸败腐臭。"将之引申到言语交流,更是匠心独具,发人深思,心领神会,妙不可言。

查字典,"沟通"一词有传递、传播、交流、交换、联络、表达之意。再看"百度百科",它被定义为:沟通是人与人之间、人与群体之间思想与感情的传递和反馈,以求达成思想一致和感情通畅之过程。有趣的是,与"沟通"对应的英文是 communication,与 commune、communism、communist 具相同的前缀,包含平等、共有、共享、共同、一致的意思。由此,把"沟通"诠释为"通过平等的表达和交流,终致达成共识的过程"似乎更为准确。

就方式而言,"沟通"有文字沟通、语言沟通,甚至还有音乐沟通(不是有"音乐是最通俗的世界语"一说吗)等,但人们用得最多的还是语言沟通。本书讨论的"医患沟通"也主要是指语言沟通。

语言沟通,当然离不开"讲"和"听"。讲话讲究的是精雅通俗的词语、抑扬顿挫的语调、喜怒哀乐的表情、举手投足的动作。没有这些"添加剂",沟通交流就会枯燥乏味。听话也有讲究,俗话说"听话听声,锣鼓听音",听话的人能不能准确地"听"出讲者的真实意图,做出恰如其分的反应,牵涉到沟通交流的效果。

一、沟通中的"讲"

先说"讲"。在英文中,speak 和 talk 都有"讲"的意思,但在"沟通"(communication)中的"讲"则应该是 conversation。也就是说,沟通过程中的"讲"是"交谈",是双方平等地传达信息和交换意见。既然牵涉信息的传递和意见的交换，那就意味着必须"言之有物"。在医疗卫生行业，这个"物"就是疾病的诊断和治疗之信息，就是健康的维护和保持之信息。显而易见，医师在这方面处于绝对优势的地位，回答患者在这个范畴内提出的问题，简直就是"小菜一碟"。但是，医师们讲究的是专业水准，追求的是理论水平。所以，有人把"医患沟通"仅仅当做"医患关系之痒"。可是，喜欢咬文嚼字的人是这样说"痒"的：痒，小恙矣，人皆历之；不伤筋骨，不侵内脏，然苦不堪言；搔至肤损可止，然留疤破相甚不雅；虽寻源可抑之，然未闻有根除之法，实乃顽症是也。可见，即使是"痒"，也千万不可等闲视之。相对而言，其他行业在这方面的表现着实让医疗卫生从业者汗颜了。当代世界最有名的理论物理学家之一霍金（Stephen William Hawking）除了奉献出具有划时代意义的论著外，还倾全力撰写科普著作《时间简史》，用浅显的文字把高深的理论介绍给广大公众，发行量高达 2500 万册。

如此看来，怎么样用浅显的词句话语让患者明白理解，还真是个问题，世界各国，无不如此。2015 年 1 月 6 日，美国 Pinnacle Health System 首席医疗官尼马尔·乔希（Nirmal Joshi）在《纽约时报》发表《医师要学习与患者沟通》一文指出，医师能否解释、倾听、与患者产生共鸣，对患者的诊疗有深远的影响。2014 年 7 月 15 日，德国最大的法定医疗保险公司 AOK 公布的一项调查报告揭示，每 7 个被调查者中就有一人坦言"听不懂医师在说什么"。第二天，德国卫生部部长古尔（Hermann Groehe）迅即作出回应：要求德国医护人员加强与患者沟通的训练，特别是言语的表达方式，藉此提高医患沟通的效果。美国医疗专科委员会（American Board of Medical Specialties）早在 1999 年就把"人际关系和沟通技巧"列为医师的关键能力之一。该委员会强调，尽管医学院和住院医培养项目都列有对这些技巧的培训和测试，但在医师完成学业后极少接受有关的评估，所以有必要对此给予高度重视。本书"附录"部分辟"沟通参考选录"一节，尝试用比较浅白的语言回答诊所里常见的患者提问，供读者参考。

著名美国教育工作者、作家和演讲家 Steven Covey（1932—2012）曾谆谆教导人们：沟通的要义在于"先理解对方，再得到对方的理解"（first to understand, then to be understood）（引自《7 Habits of Highly Effective People》）。

遗憾的是，医师们往往忽略了这一原则。我们在临床上常常可以听到如下的讲话方式：

1. 命令式、指令式 如："别磨蹭了,快把嘴张开,我打完麻药还有好多事情要做呢。"

2. 警告式、威胁式 如："想省钱,你最好去找别的诊所。"

3. 训斥式、指责式 如："你早就应该好好把牙齿洗干净了。"

4. 教导式、指引式 如："你想有一口好牙,就应该每天刷两次牙。"

5. 武断式、批评式 如："你这个人对自己的牙齿一点儿也不注意。"

6. 点名式、标签式 如："你得有个老师的样子。你不是一般的老百姓。"

7. 分析式、解释式 如："你总是因为怕痛而想回避治疗,这怎么行呢?"

尽管医师会振振有词地辩解:"我这完全是为患者好!"可是设身处地为患者想,听到那样的"讲",怎么可能心情愉快地和医师展开有效的医患沟通呢?

"讲"的内容固然重要,一些与之相伴的因素也绝对不容小觑。美国著名电视节目主持人靳羽西在点评世界名人的沟通技能时是这样说的:克林顿(Bill Clinton)总统和你说话时,他会全神贯注地看着你的眼睛,并且非常用心地听;查尔斯(Charles,Prince of Wales)王子一点儿也不帅,可他的嗓音却是最漂亮的。我们就顺着靳羽西的话题说下去吧。

专家们发现,眼睛是一种特别精巧、特别敏感的器官,所以在形容珍贵之物时常说"要像爱护自己的眼睛一样爱护……"。尽管其他动物也可以用眼睛来表达喜怒哀乐之类的情感,但人类的眼睛有其他动物望尘莫及的表现力,甚至是语言能力。配合适当的面部表情,人的眼睛可以清晰无误地表达人们所能想到的几乎所有的内心活动,如欢欣、怀疑、忧虑、忧伤、赞美、幸福、警惕、恐惧、渴望、觊觎、希望、憧憬、嫉妒、大度、慈爱、关切、绝望、残忍、愤怒等,难怪文人常说"心灵是眼神之源,眼神是心灵之窗","眼睛是人体中无法掩盖情感的焦点"。有人做过生动而准确的描述:投缘巧合时眼神闪闪发光、索然无味时眼神呆滞黯然、三心二意时眼神飘忽不定、缺乏耐心时眼神心不在焉、沉思冥想时眼神凝住不动、作出决定时眼神坚定不移。

除了眼神外,说话时的眼光接触(eye contact)在沟通过程中也起着重要的作用。专门研究这个问题的专家强调,适当的眼光接触可以传达出诸如信任和尊重的信息,有力地影响他人。《图像与视觉计算》(*Image and Vision Computing*)杂志在 2009 年刊载的一篇综述就得出这样的结论:广受好评的领导者注视谈话对象的时间往往长于其他人。研究发现,成年人在一般交谈中的眼光接触时间占交谈时间的 30%~60%。美国得克萨斯州奥斯汀市(Austin)的沟通分析公司 Quantified Impressions 对 3000 位面向个人和群体讲话的人进行了细致的分析后发现,讲者和听者的眼神接触时间应占整个讲话时间的 60%~70%。美国旧金山培训与咨询公司 Decker Communications 的首席执行长本·德克尔(Ben Decker)指出,在一对一的谈话中,每次眼神接触的最佳时间为 7~10 秒;在群体谈话中则为 3~5 秒。他说,过快转移视线或完全避免眼神接触的人通常被视为"靠不住、无知和紧张"。但是他也指出,眼光接触过长也会造成问题:眼光接触时间持续 10 秒钟以上时,在工作场合可能显得咄咄逼人、空洞、不真实,在社交场合则或被视为示爱的信号或令人毛骨悚然。《应用神经心理学》(*Applied Neuropsychology*)杂志在 2014 年发表的一篇论文也指出:被提问者凝视的人会感到紧张不安,以致记忆能力受损。

上面讲的 eye contact,主要是指眼神。专家们还事无巨细地把关注点放在眼睛的水平,强调医患沟通中的 eye contact 应保持双方的眼睛处于同一水平,既防止医师滋生"居高临下"之意,也避免患者产生"医师盛气凌人"之感。欧美国家培养小儿牙科专科医师的时候,特别强调这一点。儿科医师甚至会特意俯身,降低身高,以保证面对面地与儿童患者对视和交流。

说完"眼",再说"声"。一般来说,沟通时的讲话声量以对方能够听得到为宜,哪怕发生争执,也严防大声喧哗。曾在 1943 年近代天文学奠基人哥白尼(Nicolaus Copernicus,1473—1543)逝世 400 周年纪念日被评为"现代对世界具有革命性贡献 10 大伟人"之一的美国哲学家和教育家杜威(John Dewey,1859—1952)说过,如果缺乏逻辑思维能力,缺乏分析与讲理的习惯,那么,一切行为及权威只能靠大声来保证,而且需要大声才会有效果。精品大牌 Prada 的女老板 Miuccia Prada 做起事来总是雷厉风行,但讲起话来总是"阴声细气",她认为,那些讲话声音很大的老板内心里多对自己和自己的事业充满不安,缺乏自信。据说有一医学专家常劝勉年轻学子:如果你把患者当做亲人,和他们讲话时就应该像恋人交谈那样轻声细语,而不是像仇人吵架那样声嘶力竭。

研究人员发现,说话的音质比内容更重要,洪亮而流畅的说话声可以增加听者的好感;而带鼻音的咕哝、刺耳的音调或尖厉的嗓门会让人心生厌烦。亚特兰大埃默里大学(Emory University)埃默里语音中心(Emory Voice Center)的言语治疗师布莱恩·佩蒂(Brian Petty)就指出,"升调"和"尖嗓子"常常"让听者觉得说话的人感到不自在,甚至很痛苦"。2012 年,得克萨斯州奥斯汀市的沟通分析顾问公司 Quantified Impressions 研究了 120 名管理者的讲话,发现听者评价声音时考虑的因素中,音质占权重 23%,传达内容仅占 11%。《声音杂志》(Journal of Voice)在 2013 年发表了一篇论文,作者调查了 74 名成年人后得出结论:说话声音沉稳者会给人留下成功、友好、聪慧的印象。有鉴于此,匹兹堡 Howland Peterson Consulting 公司的人力资源咨询师吉莲·佛罗伦汀(Gillian Florentine)甚至建议用人单位将说话声音当做筛选求职者的依据之一。

可是,判断自己讲话声音的问题很不容易。我们能够听到声音,是声带振动产生的声波令耳膜振动,刺激了听觉神经的结果,即"气传导"。讲者听到自己讲话的声音,除了上述因素外,还要加上声带振动时通过自己的机体组织对听神经的刺激,也就是"骨传导"。所以,讲话的人听自己的说话声和别人听讲话人的说话声是两码事。正因为如此,专家们在培训讲话时往往要求受训者反复听自己讲话的录音,从听者的角度来评判沟通的效果。

实际上,影响沟通交流效果的因素还不止于此。研究人员发现,沟通时口头语言的重要性不过 7%,音调语气的重要性占 38%;形象(image)的重要性则高达 55%。在特别讲究"程序"(procedure)的西方社会,沟通过程中的"形象"常常被置于"沟通程序"的首位,受到高度重视,甚至把它提到"形象沟通"的高度。学者们认为,沟通过程的个人形象反映出的是对沟通对象的尊重,而环境的形象则直接影响到沟通的效果。概而论之,个人形象应该做到衣冠整洁、得体大方、微笑礼貌、亲切体贴;环境形象则应该整齐清洁、优雅大方、宁静温馨、光线柔和、专业简约、装饰匹配。

再细究下去,个人形象中还有"肢体语言"。就牙科诊所的"医患沟通"而言,和患者沟通的时候,医师和患者的眼睛应该处于同一水平,面部稍带微笑,身体挺腰放松,上身稍微向患者倾斜,双手自然下垂。特别需要避忌的是:让患者躺在牙科椅上,医师后仰靠坐在凳子上(颇有"居高临下"之势)、身体倾斜方向背离患者、面无表情、无精打采、双手或抱在前胸或插入口袋、姿势僵硬、烦躁不安、翻动物品、闭眼、看表等。

二、沟通中的"听"

说了不少关于"讲"的事情,也该议议"听"了。专家们花了大量的时间和精力研究"讲",从选题到布局、从时间掌控到语气语调、从开头结尾到引经据典、从抑扬顿挫到插科打诨,甚至从衣着打扮到举手投足……几乎把"讲"发展成了一个专门的学科。市面上,有关"讲"的专著和论述简直是汗牛充栋,但却少有人对"听"进行认真的思考,这不能不说是一个缺憾。

仔细琢磨一下就不难发现,"听"是有效沟通的基石。与"讲"相比,要掌握和运用其技巧的难度大多了。看起来,只要有语言沟通,就会有人在听,可真正能够听得懂对方所讲的事情的人并不多。我们都有这样的经历:听别人讲话时思想开小差、别人还没有把话讲完就迫不及待地表达自己的意见、自作聪明地诠释别人的讲话、很不耐烦地阻止别人讲话……这些不自觉的行为使我们失去了许多机会,无法真正理解对方的观点、想法和感受。

在医疗行为中,受传统观念的影响,医患双方都习惯于把"说"看成是医师的责任,而将"听"视为患者的义务。在美国享有盛誉的心理学家 Carl Rogers(1902—1987)告诉我们:成功的沟通始于积极的聆听(Active listening is the beginning of success communication);他还针对医患沟通说:只要医师乐意倾听,患者就会把诊断讲出来(If the physician will listen, the patient will tell the diagnosis)。

作为一位临床医师,同时又往往身兼诊所经营者的角色,我们每天都在和患者打交道,和各种各样的人打交道,听他们讲各种各样的话,揣测他们各种各样的诉求。听的时候,我们要做的事情是收集和整理信息,为的是找出和解决问题。为了让患者接受我们的意见,医患双方免不了要"讨价还价",我们就必须知道患者的"底线",这就离不开倾听。为了招聘新员工,我们就要对应聘人进行面试,除了观察对方的外形举止,更需要知道他们的价值取向,这就离不开倾听。为了让诊所按照自己的意图运作,我们就要和员工们沟通磨合,取得共识,这也离不开倾听。总而言之,要扮演好自己在社会大舞台上的角色,我们就不可能离群索居,不和周围的人和谐相处,那么,我们就必须学习、掌握、运用有效倾听的技巧。

英语世界有谚语:"听"的关键在于"静"。此话不无道理。仔细看看,若把"听"的英文 listen 各字母拆开重组,不多不少,恰可形成 silent,即"静",莫非造物主在发明这两个字的时候就已经暗示了它们的不可分割的关系? 有人做过这样一个研究,在课堂里不时发出蜜蜂的嗡叫声时,只有 12% 的学生能够集中精神听课,可见沟通过程中"静"是何等重要!

中文常在"听"的前面加上各种各样的形容词,如"专心致志"、"心不在焉"等,用以区别"听"的不同。英文的说法更加直截了当:"I heard you but I didn't listen." 显然,hear 和 listen 有着显著的区别,尽管它们的中文意思都是"听"。美国有一位名叫 Steve Shapiro 的企业管理专家写过 *Listening for Success* 一书,对 hear 和 listen 的差别解释得非常清楚:

Hearing 用的是耳朵,listening 用的是心、是精神、是意识。

Hearing 是物理学过程,listening 是精神、情绪和意志的过程。

Hearing 很容易,listening 要全神贯注。

Hearing 是非自愿的,listening 是选择性的。

Hearing 是一种感觉,listening 是一种能力。

你可以 hear,而没有 listening。

Hearing 无须用心,listening 则必须用心。

正因为如此,专家们极力推崇积极主动的倾听(active listening),建议听者在听后向讲者复述自己的理解,以便听者获得更多信息,更好理解讲者的观点,也有助于讲者更加理清自己的本意,使问题得到更妥善的解决。这种倾听方式不单要知道和记住讲者说了什么,还要和讲者交流,取得共识,用现今的流行词语来说,就是"互动"和"磨合"。很显然,积极主动的倾听除了需要进行语言和非语言的沟通外,还需要进行精神和情绪的交流。积极主动的倾听具有以下特点:①兴致勃勃:听者要把"我很感兴趣"的信息传递出去,不但是对讲述的内容感兴趣,而且还对讲者也感兴趣,要鼓励讲者多讲,讲得清楚。为此,听者应该与讲者有亲善友好的 eye contact,有恰如其分的面部表情,有恰到好处的正面反应。②宽容宽厚:听者应该设身处地、换位思考、感同身受,切忌武断抗拒,严防刻薄挖苦。③准确理解:俗话说"听话听声,锣鼓听

7

音",受种种因素困扰,讲者的表达可能间接迂回,所以听者要设法理清讲者的真实意图,不要被表象迷惑。

美国医学专家罗伯特·哈里森在我国讲学时谆谆教导:医学院校最重要的教学内容就是关爱患者,医师在工作中最重要的素质就是关爱患者,关爱患者最重要的手段之一就是与患者沟通,即倾听。

专门研究倾听的专家告诉我们,有效的倾听由几个基本要素组成:①观察(observe):观察讲话人的面部表情和举手投足,发现隐藏在语言后面的信息;②提问(question):针对讲话的内容提出问题,纠正双方在认知上的偏差;③爱(love):沟通交流只有以了解和接受作为基础,才有可能顺畅进行,成果丰硕,倘若认为只有自己才是正确的,只想让对方接受自己的观点,双方就无法进行沟通交流。

学者们还指出,倾听常受以下因素的影响:①偏见(bias):偏见多来自傲慢,两者经常孪生共存;②注意力(attention):人的注意力只能够在某一时段内处于高度集中的状态,但这个时段在某种程度上是可以人为控制的,如插入短小精干的问话和重复讲者的话语;③遐想(daydreaming):研究结果表明,听者接收和处理信息的速度要比讲者传递的速度快,这就使听者有时间遐想,遗漏重要信息;④热点词(hot words):听者会对某些词语(如付款、赔偿、上告等)产生强烈反应,引起联想,影响倾听效果。

患者求医,不但想得到优质诊治,更想得到理解、同情、尊重、安全。所以专家们提出,倾听的时候应该做到全神贯注、感同身受、去芜存菁、衡量价值、宽容大度、求同存异、相互影响、掌握主动;与之相反,心浮气躁的人、利欲熏心的人、精于算计的人、急功近利的人,是不会重视倾听、没有耐心倾听的。

在这方面,医务人员可千万不要低估患者的敏感程度和判断能力。为了专心致志地听,听者还要排除任何外来因素的干扰,不要轻易打断患者的话题,要让患者自由发表意见,还要认真做好记录,不时提出一些有针对性、诱导性的话题。

在"听"的过程中,环境的质量(光线、声音、气味、陈设)、信息的质量(信息发出者的情绪、传达信息的欲望、传达信息的能力)、倾听者的主观障碍(个人偏见、先入为主、自我中心)固然也发挥着不容忽视的重要作用,但这部分的内容不属于本书的讨论范围,恕不详述。

日本作家川端康成说过:"什么时候,你能与一个老人待上一个下午,饶有兴趣地听完他精彩或不精彩的人生故事,那说明你已经成熟。"晋代文人杨泉在《物理论》中写道:夫医者,非仁爱之士,不可托也;非聪明理达,不可任也;非廉洁淳良,不可信也。我们都想做一个好医师,倘若心智尚未成熟,好医师又从何谈起?!

有效而良好的语言沟通,就是在这样的场景和铺垫开展和延伸的。由此可见,沟通并不简单,有效的沟通则更加不易。同时,我们也不难看到,沟通是需要技巧的,这技巧不是与生俱来的,而是需要我们用心去观察、思考、模仿、学习的。只不过,我们天天都在讲话,对此已经习以为常、麻木不仁了,对沟通交流中存在的许多不正常现象也已经见怪不怪、无动于衷了。缺乏有效的沟通,正是我们生活中许多误解、烦恼、困惑、失望的原因之一,更有甚者,它还会导致矛盾、仇恨、冲突。从另外一个角度来看,正确地理解和运用沟通的原则,学习和掌握沟通的技巧,是维持和提高生活质量,建立和密切人际关系所不可或缺的,它还可以避免关系紧张和破裂,化解矛盾,构建和谐。虽然各人的领悟和学习的能力不尽相同,但只要用心,沟通的效果是必定可以得到明显提高的。

第二章

"医患沟通"初探

一、沟通交流，兹事体大

人是一种群居性的动物，像"鲁滨逊"这样的人只可能出现在文艺作品，在现实生活中是不存在的。人既然是群居的，那就不可能不和其他人交往。在人际交往中，每个人都会毫无例外地产生这样的问题：

1. 我可以相信他吗？

2. 他的人品如何？

3. 他会不会在意我？

要解决这样的问题，必须借助沟通。

有这么一种说法：不管你是什么人，也不管你做什么事情，说穿了，你的生活质量都是由各种各样的人际关系决定的。此话虽然不那么中听，但仔细揣摩，不无道理。人际关系差，生活质量好不到哪里去；人际关系好，生活质量则差不到哪里去。而人际关系之优劣，在相当大的程度上取决于沟通能力。难怪社会学家常说："沟通交流是社会构建和发展的最重要活动之一"。

商界就有这样一个共识：沟通（communication）是核心竞争力之一。日本松下电器创办人松下幸之助（1894—1989）曾说过：企业管理过去是沟通，现在是沟通，未来还是沟通。著名的《经济学人》（The Economist）杂志曾经对世界50个大型跨国企业主管做过一项调查，其中一个内容是"请按重要性次序列出10项您最看重的非技术性技能（non-technical skills）"。结果如下：①沟通交流（communication）；②排忧解难（problem solving）；③团队合作（team work）；④压力适应（work well under pressure）；⑤人际关系（inter-person）；⑥自我激励(self-motivated);⑦随机应变(adopt to the change);⑧分析力(analytical);⑨领导力(leadership);⑩创造力(creative)。在这些企业高管的眼中,沟通能把具有高技能的分散个体变成一个执行力很强的团队,在激烈的市场竞争中无往而不胜。正因为如此,大多数企业高管都把沟通交流视为优秀人才的首要素质。

顾名思义,"医患沟通"就是指医疗卫生从业人员和患者之间的沟通。在医学界,人们常常引用著名美国医学教育家爱德华·特鲁多(Edward Trudeau,1848—1915)的名言:医学的关键在于:有时,治愈;常常,帮助;总是,抚慰(To Cure Sometimes,To Relieve Often,To Comfort Always.)。他所说的帮助和抚慰,都离不开沟通。

广义来说,它还应该与其他的一些沟通有关,如医疗机构员工之间的沟通、医疗机构和社区的沟通、医疗机构和利益相关者的沟通。牙科这个行业的最显著的特点是,医疗服务是由具有独立活动能力的小团体提供的。假如这个团体配合默契、行动一致,它就会对患者的疗效、诊所的利润、各个体的满足感产生不可估量的作用。而要达成这一目标,全赖有效的沟通。书后的"开会议事应守沟通规则"和"与技工所沟通有技巧"两篇附文,就是对这些沟通的简单讨论。

可是谁都知道,人们通常所说的"医患沟通",最主要的是医师和患者之间的沟通,这也是本书讨论的重点。国外许多医学管理专家都认为:医疗行为的成功,80%来自与患者打交道的技巧,技术知识仅占20%。业内人也都知道,医患沟通是有效实施医疗行为,规避医疗纠纷和医疗事故的重要手段。为此,卫生部颁发的《医疗事故处理条例》第11条就明确规定:在医疗活动中,医疗机构及其医务人员应当将患者的病情、医疗措施、医疗风险等如实告知患者,及时解答其咨询。据调查,美国医务人员的工作量中,对患者进行健康史调查、和患者进行交流、为患者提供治疗意见和保健建议占70%,而检查和治疗只占30%。

有人研究过不同性质的医疗服务语言在患者身上所引起的反应,他们发现:倘若医师的语言对患者产生的刺激属于良性刺激,它就能够令患者心理稳定,消除因患病引发的消极心理状态,增加对医务人员的信任程度,积极配合治疗,还能够提高患者大脑及整个神经系统的张力,激发机体潜力,增强对疾病的抵抗力和对环境的适应能力;但若属于恶性刺激,患者就会怀疑、厌恶、忧愁、悲伤、惊恐、焦虑、抑郁、愤怒、憎恨,不利于医疗服务,还会引起脸色苍白、血压上升、心率及呼吸频率改变、血糖浓度和血中化学成分改变、新陈代谢活动受抑等不利于身心健康的反应。

美国哈佛大学的医疗政策研究人员曾在《新英格兰医学杂志》(*The New England Journal of Medicine*)上发表一篇研究论文指出,患者对医患沟通的满意度提高与若干种疾病(如心肌梗死、心脏衰竭和肺炎)的治疗效果的改善存在相关性。与此相对应的是,美国"医疗机构认证联合委员会"(Joint Commission)发布的一份报告披露,医院中发生的严重医疗事故中有逾70%的根源在于沟通不畅,而不是医护人员欠缺专业技能,如:有2/3的患者在不知道诊断结果的情况下就被要求出院;超过60%的患者在问诊后误解了医师的指示;医师听取患者陈述症状的时间平均只有18秒……

在牙科诊所,我们常会听到这样的问题:"为什么治个牙病那么贵?""您的治疗有'保用期'吗?""艾滋病患者或肝炎患者来看牙病的话,您给治吗?""为什么我治疗前不痛,治疗后反而痛了?""您说X线是安全的,为什么拍片时您却躲得远远的?""为什么我从前洗牙的时候医师从不告诉我牙龈有问题,您却说我有牙龈炎?""为什么您的收费比国家医院的收费还要贵?"……

把患者提出的各种问题进行综合分析后可以发现,其实质不外乎是:

1. 如何让患者建立起对我们的信任。
2. 如何让患者理解高质量牙科诊治服务的含义。
3. 如何提高患者对我们提出的治疗计划的接受度。
4. 如何使患者对牙科医疗关护的安全感到放心。
5. 如何在诊治收费问题上和患者取得共识。
6. 如何建立和巩固良好的医患关系。

面对患者提出的问题,回答的内容和回答的方式决定了医患沟通能否成功地进行下去。面对这样的挑战,如何学习和掌握沟通交流的技巧,营造良好的医疗氛围,也就成了医务人员的一项迫切任务了。毫不夸张地说,这项任务对我们的迫切性和重要性,是我们的国外同道们根本无法想象的。

二、出色的应答＝专业知识＋沟通技巧

专门研究医患沟通的专家还告诉我们:出色的应答＝专业知识＋沟通技巧(great answers＝technical knowledge＋communication skills)。在医患双方对专业知识的了解处于高度不平等的状态下,医师们完全能够轻而易举地回答患者提出的专业性问题,哪怕是一些刁钻古怪的问题。患者对医师的不满,大多不是专业知识,而是沟通技巧,是因为医师惜时如金不做解释、态度生硬缺乏感情、词语艰涩难以理解……学者们普遍认为,医疗服务过程中应该运用礼貌性语言、解释性语言、安慰性语言和保护性语言,简称"四性语言"。

说起来容易,真要将这些理论付诸实践,其挑战性还是非常强的。不说医疗行为,就算是日常生活,其难度也相当大的呢。鲁迅先生名作《立论》,就把在中国说话的难度淋漓尽致地表达了出来,原文字数不多,兹抄录如下:

我梦见自己正在小学校的讲堂上预备作文,向老师请教立论的方法。

"难!"老师从眼镜圈外斜射出眼光来,看着我,说。"我告诉你一件事——"

"一家人家生了一个男孩,合家高兴透顶了。满月的时候,抱出来给客人看,——大概自然是想得一点好兆头。"

"一个说:'这孩子将来要发财的。'他于是得到一番感谢。"

"一个说:'这孩子将来是要死的。'他于是得到一顿大家合力的痛打。"

"说要死的必然,说富贵的许谎。但说谎的得好报,说必然的遭打。你……"

"我愿意既不说谎,也不遭打。那么,老师,我得怎么说呢?"

"那么,你得说:'啊呀! 这孩子呵! 您瞧! 那么……。阿唷! 哈哈! He he! he,he he he he! '"

懂了吧? ! 除了哑巴,人都会说话,但要把握好尺度和火候,谈何容易!

类似的例子在生活中比比皆是。一位旅客在某机场听到广播:"由于机械方面的原因,本次航班将延迟出发。因为本架飞机是一种新型飞机,工程师对是否能够顺利排除故障还没有绝对把握。"事后,这位旅客投书机场管理局,建议将类似这样的广播改为"由于机械方面的原因,本次航班将延迟出发。旅客的安全是本公司的最高原则,我们将确保飞机在绝对安全的情况下起飞。必要时,本公司将改派另外一架飞机。"这就可以避免有的旅客把前述

广播内容误读为"飞机故障有可能无法排除,乘客有可能在几千公尺的高空被抛落。"

业界广泛流传着这样一个故事:患者问医师:"手术的把握有多大呢?"医师回答:"我们医院有个统计,到现在为止,还没有死在手术台上的患者,手术后因并发症死亡的可能性是0.1%,手术后留下后遗症的比例是0.5%,手术成功率在99%以上。"从技术层面来说,这样的回答完全正确,而且很专业、很严谨。可是,这样的回答必定会在患者的心头留下一个难以消散的阴影。患者问的是"把握有多大",医师在回答的时候完全没有必要提及无关的资料,更不应该选择不恰当的排序。在严格遵守科学原则和操守规范的前提下,技巧的运用会对产生的效果起决定性作用。

医师常会被人问到医疗卫生行业的事情,看似简单的对话,常会牵连到整个行业的声誉。在一个聚会场合,有人问一位整形外科医师:"为什么有那么多做了整形手术的患者并不满意手术的结果?"他的回答是"这不奇怪,我知道有一位医师被患者告上法庭,原因是患者觉得手术后的瘢痕太明显了"。令人不解的是,为什么这位医师掌握了那么多正面信息不说,偏偏挑这么一个负面案例来说呢?如果他说"患者不满意并不等于医师没有尽职尽责,这可能是医患双方缺乏相互理解。所以我总是建议患者在有疑虑或不满时,首先应该心平气和地和医师进行有效的沟通,消除不必要的误解,不要动不动就求助于律师",这样的效果是不是更好?

患者对医疗卫生知之甚少甚浅,提出的问题多属常识,如:"您是否因为感冒而戴着口罩?"如何应答却涉及行业的价值观。从医学专业的角度看,"我戴口罩首先是为了保护好自己,这样才能更好地保护患者"的答词并没有原则性错误,但患者的理解就很可能出现偏差。如果医师用简明扼要的语言把感染控制的道理讲清楚,患者就能够理解上述原则,感情上也会比较容易接受。

阿图尔·葛文德(Atul Gawande)是美国哈佛大学医学院的教授,还是《纽约客》(New Yorker)杂志的专栏作家。《纽约客》杂志创刊于1925年,每期销路高达百万本,刊登的文章常获美国出版界公认的两项最高荣誉:"美国国家书卷奖"(National Book Award)和"普立兹奖"(Pulitzer Prize)。他在其新著《生命的余韵——医学与临终要事》中介绍了三种医患沟通的方式:

1. 家长型沟通方式 这是最古老的传统方式。用这种方式,医师以权威自居,以绝对不容质疑的态度,把他们认为患者需要知道的事情告诉患者,要求患者毫无条件地接受他们认为对患者最佳的治疗方法。此方式虽然广受诟病,却根深蒂固,当患者处于危急状态时更是如此。

2. 资讯型沟通方式 本质上属于"零售式关系"。其依据是:医师是技术专家,患者是顾客;其表现是:医师如实报告实情,患者自行决定取舍。看起来,患者有完全的自主权;实际上,医师推卸了应承担的义务和责任。这种方式最为流行,在医患关系不那么融洽的时候更是如此。

3. 解释型沟通方式 即"共同决定沟通方式"。其内涵是:医师深谙医疗之真谛,秉持"以人为本"的原则,站在患者立场上,帮助患者正确对待疾病,做出适当的选择。除将病情告知患者外,医师还进一步了解患者的需求和顾虑,和患者共同制订和实施最适合的治疗计划。

由此可见,一个好的回答不仅仅需要有充足的技术层面上的知识,还需要良好的沟通技巧,这就是本书的编写意图。

三、良好的沟通交流是诊所通往成功之路

国外的牙科诊所管理专家常说这样一句相当经典的话:良好的沟通交流是诊所通往成功之路(good communication leads to practice success)。

要实现"良好的沟通",与之相关的技巧固然重要,但更重要的是心态和意愿。"医患沟通"中的良好的心态和意愿首先来自平等的理念。根据心理学家的研究,人往往把成功归于自己的聪明才智,把失败归于别人的失误捣乱;人常常把自己看得比本来高尚,把别人看得比本来卑鄙。我们中华民族有着敬崇医师的优良传统,古有"不为良相,即为良医"的训言,今有"白衣天使"的美誉,受此尊崇,从业者难免产生"高人(患者)一等"的错觉。

2014年5月,全国政协副主席、中国科协主席、北大医学部主任韩启德院士在中国科协年会上做了一场很有影响力的报告。他睿智地揭示:医疗对人的健康只起8%的作用,其余的是由生活方式、生活条件、经费保障等因素决定的。他还谆谆告诫听众:在宗教强盛、科学幼弱的时代,人们把魔法信为医学;在科学强盛、宗教衰弱的今天,人们把医学误当魔法。你我敢说自己没有

这种认知上的错位以及由此而生的"自以为是"？ 观念上的优越感，不影响有效的"医患沟通"才怪呢！

除此以外，"医患沟通"还需要平静的心，说得直白一些，就是要静下心来。前文已提及："心浮气躁的人、利欲熏心的人、精于算计的人、急功近利的人"是无法进行有效沟通的。新加坡国立大学东亚所所长郑永年先生曾高瞻远瞩地指出，中国现在极需要重建"安静文化"。在我们的前面，众多德高望重的前辈用他们的哲学思想、道德情操和修养行为为我们树立了光辉的榜样，有力地证明了自信才会安静，安静才会理性，理性才有真正的"医患沟通"。

2014 年 12 月 18 日，资深媒体人、中央电视台《新闻 1+1》节目主持人白岩松做客厦门大学，应邀参加主题为"阅读与人生"的交流会。他在发言中指出：此时此刻，中国最大的特质是抱怨。细究下去，这种抱怨其实是自卑与自大融于一体的产物，是觉得自己处在不公平中的不利位置，是急于得到认同的焦虑感。

有鉴于此，后面另辟一章，名为"如何克服医患沟通中浮躁的拮抗作用"。

专业知识和临床技能对口腔诊所来说，无疑是立足之根、发展之本，任何时候都不容轻视和抹杀。但"鲜花须有绿叶相衬"，"次要矛盾会在一定条件下转化为主要矛盾"，一个出类拔萃的诊所除了要"做得好"，还要"说得好"。长期以来，受种种狭隘偏颇观念的误导，大多数口腔专业人士都善于诊治操作，却拙于沟通交流，对后者的重要作用缺乏足够的认识。

口腔医疗提供的不仅仅是有形的产品，更重要的是服务。服务，是一种难以捉摸的、无形的、不可复制的东西。许多牙科健康关护服务都是看不到、摸不着的。在牙科医疗尚未实施之时，患者很难判断医师提供的医疗关护服务的质量。但只要面对患者，和患者发生沟通交流，医师的一言一行一举一动就有可能成为形成概念的"瞬间事实"（moment of truth），即患者对医师提供的医疗关护服务所形成的印象（可能是正确的，也可能是错误的）的事实基础。

由于医患双方在医学知识认知上的悬殊差别，患者基本上是无法科学和准确地判断临床诊治质量的。美国马萨诸塞州牙科学会 1995 年的调查结果显示：77% 的患者承认牙科医师经常介绍最新的牙科技术，但依然还有 21%

的患者不熟悉冠、桥修复和根管治疗;33%的患者不清楚牙龈治疗;42%的患者不了解粘接、贴面等美学牙科治疗;50%的患者不懂得牙齿美白或种植治疗;33%的患者不知道现在的儿童龋病比他们的父母少。

在这种情况下,患者很自然地就会通过对医护人员提供的非医学性服务的质量来填补这个真空。据调查,患者一听到牙科就会和疼痛、恐怖(涡轮杂音、金属工具)、危险(肝炎、艾滋病传播)、冷漠、拥挤、嘈杂等负面因素联系在一起。当患者到了非看口腔医师不可时,他们就会自认为处于无法选择的境地,也就只能把自己的命运托付给医师了。虽然在传统习惯上,患者对医师多抱着尊敬、崇拜、畏惧的心态,为成功的沟通奠定了有利条件,但医师在患者面前的表现还是决定性的。医师礼貌热情和自信沉稳,就会使患者产生安全、信心和依赖的心理;员工的懒散和牢骚则会让患者对诊所怀疑、失望、恼怒。换言之,患者常常是根据他们在与诊所工作人员沟通时所产生的感受来说诊所"好"或"不好"的。

西方医学教育非常强调医师在医患沟通时充分发挥领导力(leadership)的重要性。美国得克萨斯州 A & M 大学医学院教授 Dr. Janine C. Edwards 就认为,医师要对患者施加影响和压力,唤醒、教会、帮助患者承担起对自己的生活,以及遇到的艰难困苦所应承担的责任,而不是任由患者的依赖心理起作用,把治愈疾病恢复健康的责任全部托付给医师。

在患者满意度上,医疗卫生机构的调查结果往往和消费者委员会或独立的第三方机构的调查结果南辕北辙。美国盖洛普调查公司1991年的调查结果对解释上述现象不无帮助,他们发现,对口腔医师不满意或关系不好时,只有23%的患者会把自己的不满告诉口腔医师;有60%的患者会另找口腔医师;而多达90%的患者会把自己对诊所的不满告诉亲友。

有调查报告指出,我国80%以上的医疗纠纷和医疗诉讼都是因非医疗技术因素引起的,其中,沟通交流障碍所占比例高达35%,位居患者对医疗关护不满意和医患关系恶化的原因之首位。国外的有关研究也证明,患者满意度主要来自医疗关护提供者的沟通技巧。患者在评判医疗行为的时候通常受感情因素主导,很少能够在科学的基础上做出理性的结论。所以,医患沟通也就成了患者对整个诊治过程中最容易牢记在心的事情,他们纵使对医师高超的诊疗技术赞赏有加,也绝对不会原谅医护人员在沟通交流中的些微不慎。而恰好是在这一点上,医疗卫生从业人员和广大患者之间存在着巨大的鸿沟。

心理学家还告诉我们这样一个"秘密":有求于人的人首先会取悦对方。患者有求于医师,势必千方百计要搞好和医师的关系,而沟通交流就是成本最低的一种办法。在我国,这条低成本之路已经变得障碍重重,在没有严格的伦理学行为规范和有效的法律法规约束限制下,患者唯有用"走关系"、"请吃饭"、"送红包"等方式来改善医患关系,医患关系的扭曲变形也就是必然的了。

对患者提出的问题和要求,医护人员常常认为是"小题大做",甚至"无事生非"。在这件事情上,医务人员所犯的最大错误是没有清楚地认识到患者的真实意图是想和医护人员沟通——倾吐心声、联络感情、缩短距离、获取资讯、得到理解,而不仅仅是提出问题寻求答案。

有关研究表明:医师能够发现患者真正关注的事情之比例只有55%,知道患者焦虑不安的原因的可能性也只有46%,远非医师自我感觉的那么高。这说明,患者在医患沟通过程中往往是顾虑重重,怯于坦言真情的。而当患者对诊所和医师感到不满意的时候,他们多会不抱怨不投诉却弃你而去,他们不会把心中的不满告诉你,但他们会告诉亲友邻居。由此可见,要想吸引和留住患者,诊所就必须从沟通交流入手,学习、掌握和熟练运用沟通交流的技巧。

在与牙科诊所经营管理有关的调查研究中,专家们发现:良好的医患沟通能够降低患者对牙科医疗服务的恐惧、提高他们对牙科医疗服务的利用率、减少诊所患者的流动性、增强患者对诊所的忠诚度。同时,患者更加容易接纳有关治疗的建议、更容易记住和服从医嘱、更乐意向其他人推介医师、付款时更少犹豫和拖欠。顺理成章的是,患者向医师和诊所提起法律诉讼的几率也大大降低。

四、学习和运用沟通交流技巧

深入研究医患沟通就会发现,患者提出的那些难以回答的问题,均与以下因素有关:

1. 信任（trust） 即医师的知识、技能和判断力是否值得信赖。

2. 安全（safety） 即医师实施的牙科治疗是否安全。

3. 动机（motivation） 即医师为什么要向我提供牙科医疗关护服务。

4. 成本（cost） 即医师收取的诊治费用是否合理。

5. 接待（reception） 即医师做事会不会按章守法。

把上述因素变成患者心中的问题，并有针对性地确定沟通的目标，则可勾画出下面的结果（表 2-1）：

表 2-1　患者心中的问题和医患沟通的目标

患者心中的问题	医患沟通的目标
我能信任你吗?	建立起患者对医师的信心
我在这里是否安全?	使患者产生安全感
这个治疗值得吗?	在患者的需求和医师的责任上找到切入点
为什么那么贵?	用成本和得益说服患者
你会不会按章办事?	让患者感受到任何事情都有章可循

美国盖洛普公司在 1991 年对各行业诚信度进行大范围民意调查，结果显示：口腔医师的诚信度排在药剂师和神职人员之后，名列第三。另一调查显示：87% 的公众认为口腔医师形象是"很好"或"好"的。

诊所管理顾问 Suzanne Boswell 的研究结果也发现：40% 的口腔医师说患者之所以接受治疗是因为他们相信这是必要的；实际上，因为相信这是必要的而接受牙科治疗的患者只占 8%，因为信赖医师而接受牙科治疗的患者所占比例却高达 58%！

在和患者沟通交流这件事情上，许多医疗卫生从业人士都希望能够找到一些标准模式，能够在不同的场景中对号入座，遇到问题时迎刃而解，犹如解答数学、物理、化学的难题时必有相关的定律公式可用。但是社会问题远比自然科学复杂多变，不同的时间、场合、对象就会有不同的沟通内容和交流方式，不要寄望牙科诊所的沟通交流会有奇迹，会有适用于所有问题和所有患者的单一方法。医师和员工在面对患者提出的问题时必须分析当时当场的情况，对患者的动机迅速作出准确的判断，选择最恰当的应对方式，包括回答的内容、语气语调、表情举止。这和医师分析患者的口腔和全身病情，仔细认真地综合分析,提出理想的治疗计划有异曲同工之妙。

但是,不可否定的是,沟通交流也有其本身规律性的东西。其中,最根本最重要的就是沟通双方必须有共同的目标和良好的愿望,处于平等的地位,这是基础。此外,正如专家们所言,确实有一些普遍适用的技巧是可以有效提高沟通交流效果的,这也正是我们想和广大读者共同学习、探寻和分享的东西。

提高医患沟通水平是整个诊所的头等大事之一。医患沟通中的"医"虽然经常被诠释为"医师",实际上绝不仅限于医师,诊所的所有员工,包括接待员、口腔医师助理、治疗师、护士以及非临床工作人员,都不是局外人。

学习沟通交流的技巧和学习其他知识和技能一样,没有什么特别之处。西方学者们把学习方法概括总结为 8 个 R,具体用在诊所的沟通技巧上就是:

1. 探讨研究(research) 请每一位员工列出自己在工作中最常遇到的难题,归纳排序。

2. 回顾分析(review) 在专题会议上讨论,请大家拿出自己的回答,逐一分析这些回答是否回应了患者的需要? 是否如实反映出了诊所的形象? 是否有更好的选择?

3. 讨论修订(revise) 针对上述归纳出来的问题,按照以下标准,讨论和修订回答的方式和内容:

(1)它是否清楚?

(2)它是否准确?

(3)它是否简单扼要?

(4)它是否回应了患者对资讯的需求?

(5)它是否传达了同情和关爱之情?

(6)它是否树立了诊所的正面形象?

4. 记录归档(record) 把修订后的问题和相应的答案做成卡片,保存起来,供日后参考复习。

5. 反复演练(rehearse) 经常重温问题和答案,有条件时还可制成录像片,供内部观看评论和改进。

6. 随机应变(respond) 根据患者对回答的态度,及时对准备好的答案做出相应的反应。

7. 表扬嘉奖（reward） 假如患者的反应是正面的、积极的、良好的,对当事人给予一定的奖励。

8. 与时俱进（rework） 根据患者的变化而不断地重复上述步骤。

西方一些诊所不时在专家的指导下,围绕下面的问题开展自检自评,收到良好的效果:

1. 有没有及时接听和回复患者的电话?

2. 有没有对尚未预约的患者做电话跟进?

3. 在和患者沟通的时候,有没有向患者提供提问的机会?

4. 有没有用患者听得懂的话语对他们进行牙科健康教育?

5. 有没有聘用善于和患者沟通的员工?

6. 有没有在患者离开诊所之前清楚地介绍治疗计划?

7. 当患者有紧急需要时是否能够联系上你?

8. 诊所有没有班前碰头会的制度?

9. 诊所有没有建立起网站?

从某种意义来讲,当诊所从业人员对"沟通交流是医疗实践活动中极其重要的组成部分"的命题有了深切的体会和认知时,他们也就会更加自觉和努力地学习、运用和探索沟通交流的技巧。

第三章
如何让患者开口说话

一、医患对话事关医疗质量

美国著名牙科继续教育专家 Dr. L. D. Pankey 有一句名言："Never treat a stranger"。从学术角度看,这句话可诠释为"在对患者缺乏了解的情况下,绝对不要实施医疗行为"。

西医在进入临床学习前先要学"诊断学基础",内容包括问诊听诊,还有各种检查,要作出正确的诊断,首先就要了解患者的主诉,即患者为什么要来求医。中医的"诊基"以"望闻问切"四字概括,按由远及近排序,属于实施医疗行为的第一步。虽然"问"位列第三,其实是最重要的环节。医师治疗患者的关键在于作出准确的诊断,对症下药。症不明,如何下药? 只有清楚地了解了患者的问题所在,才能够知道问题之根源;只有准确地知道了患者的需求,才能够提出治疗方案;只有全面掌握了患者的期望,才可以让患者接受理想的治疗计划。这一切,首先要让患者开口说话。

有些医师(尤其任职于"学术气氛浓厚"的医疗机构者)错误地以为,沟通交流之目的在于"搞好关系",是"雕虫小技",是"商业手法",因而不屑一顾,甚至嗤之以鼻。前文已经介绍过美国心理学家 Carl Rogers 的名言:"只要医师乐意倾听,患者就会把诊断讲出来"(If the physician will listen, the patient will tell the diagnosis)。将此话加以进一步诠释就可以这样理解:如果医师没有倾听的愿望,患者是不会把作出正确诊断所需的信息告诉医师的,不是患者不愿意说,而是不知道说什么,不知道怎么说。假如医师能够成功地和患者交谈对话,不但会获得患者全身病史和牙科病史中最有价值的信息,更重要的是能够了解患者对牙科医疗的真实想法,发现能够推动患者接受治疗的"着力点"。

由此可见，医师在沟通交流方面的水平和能力，决定了获取患者信息的数量和质量，直接影响着医疗行为的效果和质量。其实，妨碍医师获取信息的根源，往往在于医师的"傲慢与偏见"，只不过，当事人不愿意正视这个现实罢了。

专家们把鼓励患者开口说话的好处归纳如下：

1. 帮助患者明确自己的牙科需求和期望。

2. 提高患者对口腔健康的认识水平。

3. 建立起医患之间的信任关系。

4. 减少预约安排的更改和取消。

5. 降低患者的焦虑。

6. 提高患者对治疗计划的接受度。

7. 鼓励患者在自己的口腔健康上更加积极主动。

8. 激励患者遵守医嘱。

9. 提高患者的满意度。

令人感到遗憾的是，许多医师对沟通交流中"鼓励患者讲话"这一环节认识不足。研究发现，25%~50%的患者没有在医师面前提及自己的顾虑和恐惧，因为没有时间、没有机会，更因为没有得到正确的引导。有调查显示，患者在医师面前表达自己心情时常被打断或阻止，平均讲话的时间只有 18 秒！

专家们指出，有求于人的人，对被求者的言行举止是非常敏感的，他们会很精准地捕捉到被求者的心理变化，并以此为据而做出进退有据的反应。当患者感受到医师关爱他、尊重他、平等待他，他就会坦诚地说出自己的现状和冀求，就会积极地配合治疗。可是当患者觉得医师居高临下、盛气凌人、缺乏同理之心、没有怜悯之情的时候，他们就会采取不合作的态度，提供不全面不准确的信息，或者干脆另寻"高手"。医师错失了获取重要信息的机会，自然无法作出准确的诊断，更无法得到患者的真心诚意的合作了。

但是，患者开口说话了，能不能听懂患者的话，又是医师面临的一大挑战。患者的问题可以是很直白的，也可以是非常暧昧的，他们的真实想法可能隐藏在空泛的、冷漠的甚至带有自嘲的表述之中。沟通交流水平的高低就看是否能够听懂讲话人隐藏在其表述背后的真实意思。

例如,有患者问医师"假如患艾滋病的患者来看牙,您看吗?"医师回答"我不清楚。第一,有些患者在填写病史问卷时没有全面如实地把所有情况都写出来;第二,不少人感染了 HIV 自己还不知道。所以我无法简单地说'看'还是'不看'"。表面上看,医师的回答没有错。但他没有听懂患者的潜台词,患者关心的并不是艾滋病患者能否得到治疗,而是其本人在这个诊所接受治疗是否安全,是否能够确保不会感染到艾滋病和其他传染病。结果,医师的回答不但没有解决患者的问题,还增加了患者的思想负担。

怎么样让患者开口讲话,怎么样听懂患者讲的话,这就是医患沟通的第一步,关键就是有效的聆听和交谈。

二、聆听的技巧

戏剧大师莎士比亚(William Shakespeare,1564—1616)早就告诉人们:每个人都有耳朵,但用它认真听话的人很少。

妨碍聆听的因素很多,在牙科诊所内就可以列举出:①环境因素的干扰;②注意力被分散;③理解能力所限;④先前的诊断留下的印象;⑤外来因素的干扰等。

我们在前面已经讨论过"听"的话题,下面再介绍一些技巧,对消除上述妨碍因素不无帮助:

1. 排除外界干扰 格言大师、古罗马奴隶普珀里琉斯·西鲁斯(Publilius Syrus)告诫我们说:"如果同时做两件事,结果就哪件事也做不成。"无数事实证明,"一心二用"的人是无法把事情做好的。所以,在和患者沟通交流的时候,必须专心专意地听患者讲话,排除所有来自外界的干扰,如治疗室应该是封闭式的、预约安排的时间应该留有足够的余地、不接听电话、不接待访客、预先准备好与接待患者有关的所有资料和器械……

2. 集中注意力 有关沟通交流的研究表明,人的听话速度比说话速度快4 倍,这个时间差被学者们称为"精神休眠期"(mental vacation)。通常,人们在交谈过程中都对此毫无觉察,任由谈话自然进行,"说到哪儿算哪儿",随波逐流,"过后不思量"。但专家们建议医师把这个时间差充分利用起来,在沟通的时候认真分析患者的情况,决定应对方式,掌握主动,和患者达成共识。

3. 多角度思考　"偏听偏信"是人性的弱点,无人能够幸免,这样的例子在现实生活中比比皆是,不胜枚举。此外,我们因为长期受"二元论"的蒙骗和误导,在思辨判断的时候很容易走上"非此即彼"的极端。实际上,世上万物都是错综复杂的,遇事都应该从多个角度观察和分析。例如患者说他想选择"便宜的治疗方案",很可能是一种博弈方式,并非其最后的决定;有的患者似乎对牙龈疾病的预防并不热衷,医师也许可以从美容牙科的角度来改变他的观念。

4. 注意潜台词　医师在听患者讲话的时候,多有明显的倾向性,即只听得进与诊断和治疗有关的事实,忽略了他们讲话的中心意思、潜台词、牙科问题的优先排序等,而这些重要的线索往往是医师了解患者、勾画治疗框架中所不可或缺的。

5. 不轻易打断　对话时,医师常会打断患者的讲话或阻止患者继续讲下去。究其原因,有的是想恪守原定的预约时间安排,有的是怕自己的思路受到影响,但更多的是不耐烦,嫌患者啰嗦。这样的行为,即使不把它提高到"以(病)人为本"的层面去认识,起码也表明医师还没有意识到"听"的重要性,没有理解"听"的真谛。专家们建议,医师在和患者对话时要"多听少讲",不要轻易打断患者的讲话。

6. 把握沟通主题　不打断患者的讲话,不等于让患者主导讲话的进程。医患沟通是整个医疗行为的一个重要组成部分,虽然患者也是医疗行为的重要参与者,但医师毕竟是医疗行为的主导者。所以,在和患者的交谈过程中,医师有责任把患者引向和围绕与其疾病和需求有关的主题。

三、交谈的技巧

医患对话有助于医师评估患者的口腔问题,了解患者的个性脾气,制订治疗计划。所以,医师应该掌握必要的交谈技巧,全面了解患者关心的事情,完整和准确地获取患者的信息。下面介绍的一些交谈技巧或许对读者有所裨益。

1. 开放式提问　所谓"开放式提问"(open question)是指可以在很大范围内自由选择答案的提问。这样的提问不会引导或限制回答,如"这是怎么啦？""您是怎么知道的呢？""您感觉如何？"等等。通过此类提问可以了解患者是否早已知道自己的病情、患者心目中的重要事情、患者对口腔健康的看法等。开放式提问显示出医师对患者的尊重，也营造了一个宽松的氛围。不足之处是，采用这种提问方式的沟通要花费比较多的时间。

下面是一些用于医患交谈开始时的、比较好的开放式提问：

- 我能为您做点什么事情？
- 我今天能帮助您解决什么问题？
- 好久不见了，见到您真令人高兴。您今天来找我是不是有什么需要我帮忙的事情？

下面的提问则是最好不用的：

- 您填好"初诊患者问卷"了吗？
- 您的牙齿有什么问题？
- 您为什么来我们诊所？

有的时候，患者对开放式提问没有反应，也许和下面的原因有关：

- 还不敢肯定医师想知道什么问题。
- 还不敢肯定医师想我如何回答。
- 不明白医师提出的问题。
- 不知道该怎么样回答。
- 知道答案，但忘记了。
- 觉得答案无关紧要（或与医师无关）。

在这种情况下，医师应该锲而不舍地跟进，但必须注意态度，千万不要不耐烦，更不要放弃。

（1）推进和深入：交谈能否顺利地进行下去，很多时候取决于医师的反应。医师可以表示自己在很注意地听，泛泛地推进交谈，鼓励患者提供更多信息，如：

- 我明白。
- 请说下去。
- 我同意。
- 请再重复一遍。
- 啊！原来如此。

　　假如需要在某些特殊的环节上获取更详细的信息时,可以用下面的方式让患者更深入地谈下去:

- 后来呢? 还有什么吗?
- 您还留意到什么吗?
- 您能再说一些吗?

　　当患者的表达含混不清或信息的真实性有可疑时,这种方式的效果更加显著。

　　(2) 列举问题:如上所述,医师有责任主导对话的方向,有意识地让患者提供与诊断和治疗有关的信息。为达此目的,有时要把与某一主题有关的问题一一列举出来,让患者选择,而不是让患者寻找。例如,牙痛的患者说"我这个牙齿痛得很厉害"时,医师如果问"怎么个痛法?"患者就很可能会说"我不知道您是什么意思"或"就是痛嘛"。但若把相关的问题列举出来,如"是刺痛? 压痛? 酸痛? ""是每天都痛,还是偶尔痛? ""是喝冷水痛还是喝热水痛? ""假如把痛分成 10 个等级,1 为最轻,10 为最重,您的痛会在哪一个等级? "等等。这样的引导就可以在很短的时间内获得密切相关的准确信息。

　　(3) 澄清问题:有的时候,为了准确掌握患者提供的信息,还需要检查自己的理解是否正确,要用自己的语言来重述患者的回答。如果患者说:"我刷牙的时候出血,令我很担心。"医师则可以问:"您是不是担心自己得了牙周病? "假如患者说:"×× 医院的医师从来不告诉我有什么病。"医师就应该问:"您的意思是想知道自己得了什么病,是吗? "为了澄清患者的真实意图,下面的问话是比较常用和比较有效的:

- 这么说,您是……
- 我听您是说……对吗?
- 如果我没有理解错的话,您是否说……
- 我的理解是……不知道有没有错。

　　(4) 总结归纳:总结归纳也是为了明确患者真实意图的一种常用方式。这种方式可以表明医师在用心倾听,可以检验医师是否已经掌握了患者的思路,还可以为进入下一个主题创造条件。例如:"那就是说,您这个牙齿和周围的牙龈已经痛了 2~3 天了,对吗? "

　　2. 封闭式提问　封闭式提问(closed question)是和开放式提问相对的提

问方式。这种方式只问一个特定的问题,只需回答"是"或"不是",如"您这两天有没有吃止痛药?"或"有的全身性疾病会影响口腔疾病或口腔治疗,您是不是有糖尿病?"看看下面的例子就可以对开放式提问和封闭式提问认识得更加清楚了:

封闭式提问:您说的疼痛是刺痛吗?

开放式提问:请您把疼痛的感觉说得详细一些。

封闭式提问:您经常吃甜食吗?

开放式提问:您平常喜欢吃什么东西?

封闭式提问:这样是否觉得舒服一点?

开放式提问:您现在觉得怎么样?

正如任何事情都有两重性一样,封闭式提问的好处在于能够有效地获取必要的、有判断性意义的信息,但它很容易带有偏见、有倾向性,有的患者就会选择医师喜欢的答案,从而失去了获取其他有价值信息的机会。

四、辨识信息真伪的技巧

打开患者话匣子的重要目的在于获取信息。但医师必须对患者提供的信息进行加工,要去粗存精,去伪存真。

1. 避免诱导 在向患者提问题的时候,应尽量避免有可能产生诱导作用的方式。面对医师提出的带暗示性的问题,患者常会受医师的诱导,提供让医师满意的答案。与开放式提问相比,封闭式提问更像诱导性提问,如:

诱导性提问:您是不是在吃东西的时候痛得更剧烈?

非诱导性提问:您吃东西的时候会有什么样的感觉?

诱导性提问:您吃药的时候是不是会有恶心的感觉?

非诱导性提问:您是不是对吃这种药感到害怕?

诱导性提问:您是不是按照医嘱吃药?

非诱导性提问:您是怎么样吃药的?

诱导性提问:您是不是听明白了?

非诱导性提问:您还有什么不清楚的地方吗?

2. 避免批评 在和患者交谈的过程中,切忌直接指责他们的行为,不要让患者为自己做过的事情做解释。在学术性问题上需要有锲而不舍的精神，要穷追不舍地问"为什么"，但在人际交流中则更需要宽容、宽厚、宽松。在医师面前，患者基本上是处于劣势地位的，属于弱势群体。患者到诊所求医问病，并非不知道养身保健的重要性，而多是惰性使然。扪心自问，我们劝导患者要定期洗牙，预防重于治疗，自己是否"以身作则"了呢？所以，看似不经意的一句"不奇怪，我也害怕打针，害怕补牙时的那种感觉"往往会产生意想不到的好效果。当得到了他们原本没有预料到的尊重和理解时，患者就很可能会在不经意中萌生了对医师的信任和尊敬，对医师有问必答，畅所欲言，提供更多更有价值的信息。同样，哪怕是轻轻的一句"你怎么搞的，拖到现在才来"，就可能让患者再也不说话了。

3. **使用正面词语** 心理学家告诉我们：处于劣势的弱势群体往往有一种自卑心理，对外界的刺激往往非常敏感，既容易被同情关爱所感动，也容易被冷漠鄙视所激怒。所以，医师在试图打开患者的话匣子的时候，应该尽量用正面的、积极的词语，如宁可问"您觉得它在长大吗？"而不要问"您觉得它像癌吗？"宁可说"请告诉我，您的牙齿是怎么伤着的？"而不要说"是您不小心伤着了吗？"

4. **逐个解决问题** 绝大多数人的思维过程都是比较单一的，能够同时思考多个事情的人实属异类。所以，医师在向患者提问时应该一次问一个内容，如若同时问及多个问题，患者就很难准确地一一回复了。例如，问"您一天刷几次牙？"得到的信息就会比问"您每天都刷牙和使用牙线吗？"更加准确。同样，问"您有什么不舒服？"所得到的印象就会比问"您痛吗？有出血吗？"更加全面和详细。

五、对待不同患者的技巧

著名美国诗人福罗斯特（Robert Frost，1874—1963）有一名言："这个世界上，一半的人是有话不说，另一半的人是没话找话说（Half the world is composed of people who have something to say and can't, and the other half who have nothing to say and keep on saying it）。"

从事医师这个职业，最大乐趣之一就是能够面对人生百态，最大烦恼之一也是必须面对各色人等。所以,从某种意义上来讲,医术优劣之关键常在于迅速而准确地"读懂人",有的放矢。那些"没话找话说"的患者对任何问题都会产生过度反应,或者将每一个问题都视为说话的良机。他们常会这样开头:"这使我想起了一件事情"、"是"、"没错"……要想不走题,不影响早先已经安排好的预约时间,唯一的办法就是阻止他继续讲下去,或简明扼要地总结他的意思,或针对其讲话中最关键的词句提出问题。但不管用哪一种方法,医师必须面带微笑,用温和的语调和中性的语句。对这样的患者,尽量不要用开放式提问,而应该多用封闭式提问。

对那些"有话不说"的患者则要千方百计地让他开口。虽然有的时候需要使用封闭式提问来迫使这些患者说话,但用得更多的应该是开放式提问。在患者沉默不语的时候,等待他们的回答比跳到另一个问题要好;点头和微笑常常表示"我在听着呢";鼓励会起着推动作用,如"谢谢您告诉我这件事情,如果您能够再说得详细一些,我就可以更加清楚该做什么了"。

有的患者会讨好医师,专门说他们认为医师想听的话。看上去,他们似乎非常合作,但他们提供的信息常常是不准确的、前后矛盾的、漏洞百出的。对这样的患者,应该使用开放式提问,不要用封闭式提问。

有的患者有过强的自我保护意识,对封闭式提问会产生强烈的抵触情绪,应尽量使用开放式提问。在提出与他们的不良习惯和行为有关的问题时,必须慎之又慎,而且应该在提问前先告诉他们,这些问题是与他们的口腔健康或全身健康有关的,消除他们的顾虑。

有的患者心神不定,对任何事情都没有兴趣。和这样的患者谈话时,医师有责任把他们的情绪调动起来,把他们的注意力转移过来。假如治疗计划比较复杂,不要催促他们作出决定,最好安排另一次就诊,听取他经过考虑或征求过亲友们意见后的决定。如果要告诉他的信息比较重要,医师必须严肃认真地加以强调,甚至不妨白纸黑字写下来交给他们。

医患沟通交流的第一步就是要让患者开口说话,打开患者的话匣子。使用适当的方法鼓励患者讲话,患者就会消除顾虑,建立起对医师的信任,提高对诊所的满意度。医师则可以通过聆听,获取与诊治有关的准确信息,向患者提供高质量医疗服务。

在这个阶段,对医师来说,听重于说。一个好的聆听者必定具有平等待人的优秀素质,善于通过患者的行为态度发现患者发出的信号,敏锐地采集患者传递的信息,辨认出具有诊断性价值的事实。

在沟通过程中,医师要根据当时的场景和患者的具体情况选择不同的提问方式。表 3-1 是各种提问方式的总结。

表 3-1　提问方式和场景要求

提问方式	场景要求
开放式提问	开始交谈 新开一个讨论题目 讨论一个私人的题目或有潜在威胁性的题目
鼓励式 / 试探式提问	鼓励患者讲出更多内容或更多顾虑
列举式提问	挖掘特殊的信息而又不影响患者的回答
澄清式提问	建立融洽和谐的关系,核实对患者信息的理解
总结式提问	核实对患者信息的理解,过渡到下一个新题目
封闭式提问	了解必要的判断性事实

医师所提的问题应该紧紧围绕着牙科诊治的主题,表 3-2 是有关的主题和可选用的提问。

表 3-2　主题和提问

目标	经验	现状	治疗期望
1. 您设定的治疗目标是什么?	1. 在您的心目中,牙科是什么样的?	1. 您对自己的口腔健康状况有什么顾虑吗?	1. 您想通过治疗让自己的牙齿和口腔变成什么样?
2. 您觉得自己的面容和微笑对您的工作和生活很重要吗?	2. 您父母的口腔健康状况是怎么样的?	2. 您在吃东西的时候是不是可以完全不担心牙齿的问题?	2. 您对我们诊所的最大的期望是什么?
3. 您希望自己的口腔健康在未来的五年内将是什么样的?	3. 您从前接受过的牙科治疗是什么样的?	3. 您在口腔健康上有什么问题?	
	4. 您从前讨厌牙科治疗吗? 为什么?	4. 您是不是发现了什么问题而来看病?	
	5. 您上一次看口腔医师是什么时候? 情况如何? 解决了哪些问题?	5. 如果用 1~10 来标示口腔健康,您给自己打几分?	

第四章
如何应对患者的问题

　　一旦患者开口说话,医师就面临着"如何应对患者提出的问题"的挑战了,这是无法回避的。患者提出的问题可能与检查治疗等临床问题有关,可能与价格保险等财务问题有关,还可能与诊所管理等制度问题有关。

　　面对患者提出的问题,医师固然可以,也大多能够做到从容应对。但医师们往往低估了患者对医师的即时反应的要求,这种情况就有点像京剧《智取威虎山》中座山雕对杨子荣的"审核"和"判断"。倘若医师的即时反应滴水不漏、恰如其分,医患之间的"藩篱"就会迅速消融,沟通交流就能够在比较短的时间内进入理想状态,犹如杨子荣取得了座山雕的信任,后面的事情就好办多了。所以,医师必须有"急智",要学会在最短的时间内消除患者的戒心和顾虑。

一、积极的聆听

　　沟通交流的实质就是理解对方说些什么、有什么感觉,然后用对方能够听得懂的话语把自己的想法说出来。从这个角度来说,优秀的医师首先应该是一面镜子,能够准确无误地反映出患者表达出来的态度和感觉。这个阶段,医师不必赞同患者的观点和看法,只是要让患者清楚地知道,医师明白他的意思和感受。这个时候,需要的只是"积极的聆听"(active listening),正如前文介绍过的著名心理学家 Carl Rogers 之言:成功的沟通始于积极的聆听。

　　"积极聆听"之目的在于正确和完整地理解患者的意图和感受,这是有效沟通交流的基础。为此,必须摒除任何负面感情因素的干扰。当患者心情比较平和、态度比较随和、感情色彩比较正面的时候,表述就会比较准确,提供的信息也就比较有价值。可是,当患者处于焦虑、愤怒、失望、恐惧、困惑的时候,他们所提供的信息之参考价值就要大打折扣。为了确认对患者观点的理解准确无误,医师必须在适当的时候用自己的话语来复述和诠释患者的表述。

"积极聆听"还有一个潜在的却又是非常关键的意义,那就是让患者产生对医师的好感,缩短医师和患者之间的距离。因为医患双方在对身体健康和疾病的认知方面是绝对不平等的,加上尊医敬医的文化传统的影响,患者大多对医师都怀有不同程度的敬畏,这是建立良好的医患关系的基础和先决条件。当前的就医环境大不如前,在患者的眼中,医师本应具有的专业礼貌和平等态度已经变成恍如隔世的稀世珍宝了。所以,当患者听到下面这样的人性化表述,多会有"受宠若惊"之感,自然会相"言"恨晚,一吐"真"情:

- 谢谢您这么信任我,非要我亲自看您不可。很抱歉,让您等了那么长时间。
- 如果我也像您那样每天刷牙每天使用牙线,我也一定会对牙龈还有炎症而感到不可思议。
- 我知道您很关心孩子的治疗,天下父母心嘛,我也很在意自己孩子的。

为了进一步核对自己是否准确掌握了患者传递的信息,医师常用的语式有:

- 您的意思是……
- 我听您说的是……
- 如果我没有听错的话,您是不是想说……
- 如果我没有理解错的话,您是不是想讲……
- 是不是可以这样说……
- 这个事情是不是可能是这样的……
- 为了作出正确的诊断,我不得不要核实几个问题,相信您不会介意……
- 假如我理解错了,请您加以纠正……

但当患者的询问是想得到准确信息时,医师就应直接进入正题,满足患者要求,无须再做揣测。如果还照搬上面的建议,患者就必然会心生厌烦了,如:

患者:我可以在星期五来看病吗?

医师:我想,您是想在星期五来看病。

患者：正是。我想星期五来看病。

医师：如果我没有听错的话，您是想在星期五来看病，是吗？

至此，患者心生厌烦也就不难理解了。

二、同理心

前些时候，书店里有一本 Fisher 和 Ury 合著作的《让人说"是"》（*Getting to Yes*），书中说：设身处地是很不容易做到的，但这是谈判的关键所在。他们认为，知道谈判对手的底牌固然重要，但要达成最后的一致，必须施展足够强大的影响力，而想要影响对手，则必须要有同理心，不但要知道对手的观点，更要了解他们的信念是如何形成的。

从某种意义上来说，医师和患者在治疗计划上达成一致的过程就是谈判的过程。医师想要说服患者，就必须站在患者的立场上，从患者的角度来看问题，探寻患者在接受治疗计划上的障碍及其根源，有的放矢地劝服患者，必要时甚至还要迁就患者。这就是人们常说的"同理心"。假如医师在谈话的开始就表示出强烈的同理心，让患者体会到医师的同情、怜恤和理解，谈话就能够顺利地展开。

情感的事，"宜疏不宜堵"。患病的人多处于焦虑和困惑之中，他们往往需要得到一个充分表达感受和宣泄情绪的机会，他们希望有人耐心地听，希望得到听者的共鸣。医患沟通就是医疗服务过程中患者的第一个机会，而且是他们决定取舍的重要时刻，所以医师不要不耐烦，更不要粗暴地打断和阻止他们的倾诉。当患者感受到医师的同理心时，良好的医患关系也就有了相当坚实的基础了，前面的路就宽敞多，亮堂多了。

许多医师都会以"时间很紧"、"后面还有患者在等着"等托词为理由，为自己不愿意聆听患者的倾诉辩解。殊不知，这种聆听恰好是节省时间的最佳途径。如果患者讲出了他的意见，医师立即表示不同的观点，患者就会想："医师没有听明白。医师肯定没有听清楚。我必须再说一遍。"患者也真的会这样做，直至他们认为医师准确无误地接收了他要传递的信息。

在诠释患者的意思时，有没有同理心的差别是显而易见的。当患者说"我不想使用任何含水银的材料"时，缺乏同理心的医师就会教条地照搬我们前面介绍过的技巧:"您的意思是不用任何含水银的制剂,对吗?"但有同理心的医师则会做出有效的反应:"放心吧! 我们对食物、空气和水中的水银污染问题一向都非常关注。大量科学研究的结果证明,补牙用的银汞里只有非常少量的水银,通过补牙用的银汞而进入人体的水银就更少了,这些极少量的水银又会在正常的代谢过程中排出体外,对人体不会构成威胁。再说,上百年的临床应用结果也证明,银汞是最好、最耐用、最经济的补牙材料之一。"

许多诊所工作人员不理解医患沟通的真谛,做出不恰当的反应。例如某接待员在发现患者对诊所的感染控制特别关切的时候,不但没有给予正面的解释和引导,反而自以为是地用自己的特殊方式表示理解:"有些患者特别注意自我保护,这不难理解。前些天就有一位患者在接待室的椅子前,用自己随身携带的消毒剂仔仔细细地喷过了把手、靠背和椅面。"结果,患者对诊所感染控制措施的忧虑不但没有消除,还增添了患者的不安。

表 4-1　所列举的例子是诊所内比较常见的医患沟通中应该规避的应对方式。

表 4-1　医患沟通中应规避的应对方式

应对方式	真实含义	举例	后果
不加区别 indifference	对谈话缺乏兴趣	漠视患者的问题	不重视患者,不重视医患关系
不敏感 insensitivity	不考虑患者最关注的问题	患者:为什么你们不接收医保患者? 医师:接收医保患者后,我们的收入就要减少了。	错失了与患者建立良好关系和取得患者信任的机会
转移话题 diversion	把谈话引向偏离患者最关注的问题的方向	患者:看口腔医师比生孩子还恐怖! 医师:您有孩子啦?！ 真看不出来。您有几个孩子?	令患者有被误导之感,增添患者的忧虑
挑战 challenge	质疑或责怪患者的意见	患者:您能把不能报销的费用列为可以报销的费用吗? 医师:假如我这么做,你难免就会质疑我的诚信度了。	破坏良好的沟通氛围,抑制正常的交流
进攻 offense	批评患者	患者:我的预约时间已经过了 45 分钟了! 医师:可是你上一次看病迟到了 30 分钟,彼此彼此!	激怒刺伤患者,伤及医患关系

三、揭示价值所在

专门研究医患沟通的专家们认为,诠释之要素在于掌握好时机。医师应该非常明确地向患者传递这样的信息:我已经完全明白您的意思和要求了。但在回应的时候必须非常谨慎,既不要单纯重复患者的话语,也不要轻易表示同意或反对,对那些处于沮丧、不安、焦虑和愤怒中的患者,更是如此。

专家们指出,最好的回应方式是指出患者就诊的价值之所在(voice the value),即他们前来就诊最看重的是什么,接受诊治背后所隐藏的真正目的。假如医师能够用适当的遣词造句和言谈举止,把患者心中那朦朦胧胧的意识讲出来,同时又充分顾及到患者的自尊和隐私,双方就能够在价值观上达成一致,找出一种大家都能够接受的解决途径。

有的医师在为小孩子做银汞补牙时会这样告诉家长:"您要求补牙材料对自己的孩子绝对安全,我完全理解。我可以很负责任地告诉您,我绝对不会拿自己的职业去冒任何风险。我还可以很坦白地告诉您,当我的孩子需要补牙时,我会首先选择银汞。"有的医师对害怕治疗后疼痛的患者说:"您的顾虑是合情合理的,没有人愿意忍受疼痛。从医疗专业的角度出发,我不能够绝对保证您治疗后不会痛。但是您会看到,我将采取一切方法来避免疼痛的发生。"遇到对收费特别敏感的患者,有的医师会说:"人人都希望用最小的代价换取最大的回报,但是我们也应该知道,付出的代价往往是和回报成比例的。医疗是一项成本比较高,回报和风险也比较大的行业,这里来不得半点投机取巧。这项治疗收取这样的费用,是因为成本高昂,收益显著,而且,我所承担的风险也比较大。"

表 4-2 是在指出价值所在时常遇到的情景和应对方式。

表 4-2　情景和应对方式

患者关注的事情	患者的价值观	应对举例
时间安排	方便、把离开工作岗位或离开家庭的时间降到最低限度	"当然了。您的时间是非常宝贵的。让我看看是否可以安排出最适合您的时间。"
感染控制	免受 HIV、肝炎等疾病的感染	"我可以很负责任地向您担保,我们诊所采取的措施是完全符合国家有关的规定的。"
危险性	安全、对健康的保护	"确保患者的安全和健康是我们的职责。我们提供的治疗方法都是安全的,您可以绝对放心。"
收费	"物美价廉"、"物有所值"	"人人都想少花钱多办事。您完全有权提出关于收费的任何疑问。"

四、用道歉弥补过失

在实施医疗行为过程中,医疗卫生从业人员无不设法提供完美的服务,但现实情况是,随时随地都有可能发生令患者无法满意的事情。对此,西方人有讲"sorry"的习俗,它能迅速化解双方的对立情绪;香港人常会讲出"不好意思"四个字,消除了发生剑拔弩张局面的可能性。也许是中华文化传统中"面子"的作祟,也许是整个社会大环境的影响,我们的医务人员却似乎总会找到为自己辩解的理由,几乎不会使用道歉的方式。北京一位专门处理医患纠纷的律师说过,如果医务人员懂得使用道歉的工具,纠纷可以减少1/2 以上。

1947 年,美国总统杜鲁门(Harry S. Truman,1884—1972)在访问墨西哥时临时更改行程,绕道 Chapultepee 城堡,在一座纪念碑前鞠躬献花,然后才默然回到车上。这座碑是纪念 100 年前在墨美战争中以身殉国的 16 位年轻的墨西哥士兵的。第二天,当地报纸以《杜鲁门永远愈合了一个长久的民族伤口》为题撰文,对他高度赞扬。

1970 年,西德总理勃兰特(W. Brandt,1913—1992)访问波兰,出人意料地在"二战"华沙大屠杀死难者纪念墓前下跪,表现出忏悔的诚意及勇气。当年,他成了《时代周刊》风云人物,第二年更拿到诺贝尔和平奖。

千僖年来临前的除夕夜,俄罗斯总统叶利钦(Boris Yeltsin,1931—2007)突然宣布提早引退,震惊世界。他在电视上发表演讲,向百姓道歉:"我为大家那些未能实现的梦想恳求原谅,为未能透彻了解大家的心愿恳求原谅,更为未能把祖国带进一个富足、文明的社会恳求原谅。"这番充满感情的道歉,令所有人为之动容。

用心理学术语来说,道歉是一种"同理心"(empathy,又称换位思考)的表达。当患者处于不满、生气、发怒的时候,他们最想听到的是道歉,而不是借口,即使对方的辩解并非毫无道理。大量事实证明,医务人员有了过失还百般推诿,只会让患者的怨气上升。

许多人都有这样一种错觉,即道歉后对方会得寸进尺。设身处地地想,当别人谦卑地向你道歉后,你会落井下石,狠狠再捆对方一记耳光吗?退一万步讲,假如对方真的穷追猛打,舆论必定会慢慢转到你那边。相反,如果诸多借口,只会激起对方的好胜心,争持不下,越弄越僵。

当然,知易行难,将道歉的话说出口,不但要改变根深蒂固的思维方式和已成习惯的行为方式,要克服长期以来的传统影响,还要排除自己内心深处的心理障碍。但是,从另外一个角度看,在当前"道歉"成为非常珍稀的品行时,医务人员的只言片语,甚至一个尴尬羞涩的感叹也会令患者感动不已。

有鉴于此,"道歉"被誉为医患沟通的"黏合剂",本书还有另章详述。

五、用幽默使沟通更顺畅

应该说,医患沟通是一件严肃的事情,不应该当做儿戏。但是,在适当的时候使用一下幽默的方式,往往会收到意想不到的效果。专家们也指出,幽默作为一种激励艺术,在日常交往中有着重要的作用。

美国总统林肯(Abraham Lincoln,1809—1865)就是善于运用幽默艺术的代表。有一次,林肯与一位朋友边走边交谈,当他们走到回廊时,一队早已等候多时,准备接受总统训话的士兵齐声欢呼起来,那位朋友还没有意识到自己应立即退开。直至一位副官走上前来提醒他退后八步,这位朋友才发现自己的失礼,立即涨红了脸。但林肯立即微笑着说:"白兰德先生,你要知道,也许他们还分辨不清谁是总统呢!"就这么一句简简单单的话,立刻打破了现场的尴尬气氛。

人应该善待自己,善待他人,善待生活中的失败、痛苦,甚至身体的疾病和缺陷,如果换个角度去看,用有趣的思想、轻松的心态去对待,也许生活就会充满亮色,忧郁的心情就会变得明朗。美国一位体型健硕的女政治家在竞选演讲中自嘲:"有一次我在大海里游泳,结果引来了前苏联的轰炸机,因为他们以为发现了美国的军舰。"笑声中,选民反不以其肥胖为意,她也在竞选中赢得了优势。

从提升医师领导力的角度看,幽默和提高医患沟通效果应该是相辅相成的。患者到诊所求医都承受着一定程度的压力,如何消除他们的消极情绪,激发他们战胜疾病保持健康的自信,就显得比任何时候都重要。事实证明,在富有幽默艺术的医师面前,不但很容易聚集一批为他效力的员工,他的幽默还会化解许多患者的忧愁和困惑,建立起长期稳固的医患关系。

专家们指出,笑有三个层次:第一个层次是笑别人,它牺牲的是别人的尊严,具有暴力性、攻击性、侮辱性,背后隐藏着一种复仇心态,属于最卑劣、最低贱、最庸俗的笑;第二个层次是笑自己,此乃有涵养、有教养、有修养的笑,因为敢于自嘲的人是勇敢的,是超脱于低俗、超越了生物的低级本能——怨憎、攻击性和暴力;第三个层次是笑的最高境界,它不笑任何人,不笑别人,也不笑自己,它笑的是世间万物,大如宇宙,小如蝼蚁,均有可能是荒谬的集成体。

人都喜欢和幽默的人一起相处。在西方,没有幽默感的人简直就是没有魅力、愚蠢的代名词,那么怎样才能使自己富有幽默感呢?

- 博览群书,拓宽知识面。知识积累多了,与各种人在各种场合接触就会胸有成竹,从容自如。
- 培养高尚的情趣和乐观的信念。一个心胸狭窄,思想消极的人是不会有幽默感的,幽默属于那些心宽气明、对生活充满热诚的人。
- 提高观察力和想象力,善于运用联想和比喻。要有意识地训练自己对事物的反应和应变能力。
- 多参加社交活动,多接触不同人等,多观察、多模仿、多学习。

幽默作为一种优美健康的品质,恰如其分地运用会激励患者,把就诊过程变为轻松愉快的体验。当然,幽默是一种创造性的本领,要随机应变,要根据对象、环境以及刹那间的气氛而定。幽默也有一些忌讳，首先要掌握好场合和时机，不要随意幽默；其次是幽默要高雅，可以自嘲，但绝不能拿对方作为笑料。

有鉴于此，"幽默"被誉为医患沟通的"润滑剂"，本书辟有另章探讨。

六、正确对待闲言碎语

人不是生活在真空中的，每个人都会受社会的影响，这些影响有来自传统文化，有来自媒体宣传，有来自人际交流。关注健康，是人性使然，所以来自各种渠道有关健康的信息都会引起人们的兴趣。虽然此类信息基本上是有科学根据的，是正确的，但其中也不乏大量误传的，甚至是恶意的闲言碎语。

专门研究人类社会中的闲言碎语的专家指出，闲言碎语（gossip）是传统社会中传递一个人的行为的主要媒介，不管是好行为还是坏行为，这一工具使得每个人的行为都能够传递给所有人。闲言碎语起的作用，首先与社会的封闭程度有关，社会越是封闭，其成员越是难以离开，闲言碎语所起的作用就越大。人们常说"人言可畏"就是在这种情况下发生的，如果你离开了这个小集团，人言就不可畏了。其次，闲言碎语与社会各组成部分的互相依赖程度有关，在一个政治上、经济上、工作上、生活上相互依赖程度很高的社会中，闲言碎语的作用就比较大。如果每个人都非常独立自主，有自己的判断能力，那别人对他说什么就不是那么重要了。最后，社会越是一体化，各成员形成的共识越大，闲言碎语的作用就越大。假如某成员对一个人一件事情的不满会引起所有人对他的谴责，那这个社会成员恐怕就很难立足，这件事情就很难继续下去；相反，如果人群中各人有各人的看法，有各种评价，无论是人还是事，都不会那么走向极端了。

患者在就诊过程中经常提及他们听到的和看到的事情，希望听到专业性的指导意见，许多医务人员往往缺乏冷静客观的态度，或不耐烦地训患者"你听我的，还是听别人的"，或干脆斥之为"胡说八道"。可喜的是，越来越多的诊所医务人员认识到"宜疏不宜堵"的道理，采取科学宣教和耐心说服的办法，收到了良好的效果。

七、接待恼怒患者的注意事项

在实施医疗行为时,难免会遇到因病痛、困惑、失望而情绪暴躁的患者,这是诊所无法回避的一大挑战。对此,专家们提出以下建议:

1. 保护隐私　先把恼怒的患者请到一个不会影响诊所正常运作的地方,但必须向患者解释清楚,此举是有效解决问题的外部条件,是保护当事人的隐私所采取的必要措施,绝非掩盖问题回避矛盾。

2. 保持冷静　诊所风险管理中的一条重要原则是:任何一位员工都不得借任何理由,用任何语言和行为去激怒患者。专门研究沟通的专家指出:情绪不稳定的人往往会有过激的言行,借以引起人们的注意和重视,还常常会失控,做出无法按照正常思维理解的事情。所以,诊所工作人员在遇到情绪激动的患者时必须保持冷静,在他们的愤怒之情还处于萌芽状态时加以有效控制,而不是火上浇油。我们很难直接改变患者的言行举止,但是我们应该,也完全可以通过自己的言行来影响患者。

3. 对公正客观的批评表示赞同　医疗卫生行业有这样一条金科玉律:医师无须为自己的专业和工作辩护。世界上没有一位医师能够做到"手到病除",没有一个诊所是完美无缺的。不可否认的是,日趋严重的功利主义大大损害了医疗卫生行业及其从业人员的形象,在一些投机取巧的人无法兑现那些不切合实际的承诺时,广大公众的质疑和责备也不是完全没有道理。在这种情况下,谦卑地接受患者的公正客观的批评,不但不会"丢面子",反而是一种自信有力的表现。事实证明,患者对医疗的不满大多源自服务的低劣缺失,而不是技术上的正误高低。医疗卫生从业人员在这个层面上的判断能力往往会被技术因素所左右,从而在这种类型的医患博弈中处于劣势地位。

4. 不要计较批评中的非本质性表征　俗话说"听话听声,锣鼓听音"。面对情绪冲动的患者,医师必须"透过现象看本质",不要被非本质性表征所支配。上海一位医师曾经介绍过自己应对患者指责的一个例子:某患者在听到需要缴付的费用时脸色突变,很不客气地说:"你算错账了。别想蒙我。"这位医师从来没有被患者指责过"欺诈",腾地一下子就站了起来,刚要反击,突然想起了前两天看过的一篇文章,强忍住内心的激动,轻轻地吸了一口气,慢条斯理地说"不好意思,我只给了您一个总数,没有把详细的计算说明告诉您。来,别恼火,让我一项一项地解释给您听。"事情得到了完满的解决。事后,这位医师说,假如他立即针锋相对:"我没有蒙你!""你这是什么态度!"事情就一定会陷入僵局,即使澄清了不存在"欺诈",医患关系也必然彻底破裂了。专家进一步点评说,如果患者还是坚持己见,不依不饶,医师则应该坚持原则,直言相告:"我很想帮您消除疑虑,但您这样说话就让我很难做了。"无须忍气吞声,委曲求全。

5. 澄清真相 当患者情绪失控的时候,往往会词不达意,漏洞百出。在一次医患纠纷调解时,患者指责医院"他们不把我当人!"参与调解的律师耐心地告诉患者:"尊重患者和礼貌对待患者是医院必须遵守的基本专业准则,医院工作人员不把您当人是一个非常严重的问题,您是不是可以把事情的经过详详细细地告诉我?"事情说清楚后,问题就得到比较顺利的解决了。

6. 适当点评 我们的老祖宗留下这样的教诲:"良药苦口利于病,忠言逆耳利于行"。假如用逆向思维的方式来看,我们为什么不能把"利于行"的"忠言"从"逆耳"变成"顺耳"呢?要知道,这个世界上是没有人不喜欢听好听的话的,那些处于恼怒状态的患者更需要用积极正面的话语来安抚和稳定情绪。例如,浏览一下患者的病历,赞扬他:"你这几年对牙齿重视多了,真是个好患者。"即使患者抱怨,也可以说:"谢谢。您提出的问题值得我们重视。您的提议对我们改进工作很有帮助。"有的时候,甚至可以没话找话"谢谢您对我们的信任"。

在和这些患者沟通的时候,下面介绍的注意事项(表4-3)也许会对读者有所帮助:

表 4-3 注意事项

不要说的话	要说的话
我们总是在这件事情上遇到麻烦	不好意思。我一定会找到办法来解决这个问题的
患者总是在这件事情上抱怨	这是有点麻烦(不方便),是吗
我不知道我还能做些什么	我不可能对任何事情都作出承诺,不过,让我看看还能做点什么
我不清楚	我可以请××看看吗?他是这方面的专家
这不是我的事情	我知道您的意思。让我请××来帮您
我会回头和你联系的	我会在下班前解决好这件事。今天下午7点半钟打电话给您,方便吗

小　结

1. 看到患者所看到的问题，感同身受，是沟通得以进行的最重要的技能。

2. 成功地开始沟通有赖于理解患者之所言所感，以及用自己的话来诠释。

3. 指出患者的价值取向，可以确定患者的想法，并为后面的对话打开坦途。

第五章
如何建立患者的信心

患者求医问药,无不希望得到好医师的诊治。我们在诊所里经常可以听到患者说这样的话:"从前给我看病的医师说我不需要做这个治疗。为什么您说我需要做这个治疗呢?""您给我装的这个冠有多长时间的保险?""从来也没有人说过我有牙龈炎,到底我有了多久啊?""您看起来真年轻。""我的孩子看完病后情绪沮丧,您和他都讲了些什么?"这些林林总总的问题,都可以归结到一个根子上,那就是,患者对诊所和医师缺乏应有的信心。

一、患者的信心是医患沟通之基础

信任,是医患关系中起决定性作用的要素。

专家告诉我们:几乎每个患者都有这样的潜意识,即"我不懂医,可是我懂得人"。其意思就是说,患者在判断从医师那里得到的信息,决定自己的反应时,往往是以他们对医师的信任程度为基础的。如果患者高度信任医师,他们就会对医师言听计从,反之亦然。许多调查结果显示,患者在选择就诊的牙科诊所时,决定性因素是医师(包括诊所员工)的诚信,其次才是医师的知识技能。

诊所管理顾问 Suzanne Boswell 发现,患者的行为与他们对医师的信任之关联程度,远比牙科专业人士所想象的高。她曾做过专项调查,结果显示:40% 的医师说,患者之所以接受治疗是因为他们觉得有此必要;但只有 8% 的患者支持上述观点;令口腔医师们惊讶的是,高达 58% 的患者说,他们在决定就医和接受治疗的牙科诊所时,最重要的决定性因素是因为他们"相信这个口腔医师"。这个结论也许可以解释为什么外国的患者把"看病"说成是"看医师"（see a dentist）。

人们很早就发现，要想成功地说服别人，先决条件就是必须让对方觉得你是可信的。专门研究沟通交流的专家认为，人总是比较容易接受有权威，而且值得信赖的人的观点，比较容易受那些尊重和关心他们的人的影响；对那些虚伪、做作、冷漠的人总是抱有戒心，即使他们位高权重，即使他们在某些方面有相当高的造诣，享有一定的声望。医患沟通也不例外，要收到良好的效果，关键在于医师要取得患者的信任。

国外的民意调查显示，医疗卫生从业人员在公众中的声誉历来高居前列，口腔医师在医疗卫生行业中更得到人们的尊敬爱戴。1991年，美国盖洛普公司对各行业的诚信度进行了一次大范围的民意调查，结果显示：口腔医师的诚信度排在药剂师和神职人员之后，名列第三。在另一项调查中，认为本行业在公众中的形象属"很好"或"好"者的口腔医师占87%。专家们指出：来自公众的信任和尊敬，是口腔医师专业赢得高满意度的最重要因素。当然，这种声誉来之不易，它需要有整个社会的大环境的支撑和完善的制度的配合；这种信任和尊敬更不是短时间内可以赢得的，它需要几代人的共同努力和持之以恒的坚持。

反观我国，情况令人无比唏嘘。一方面，我国的医疗卫生从业人员享有被冠以"白衣天使"这种令全世界同道们都羡慕不已的美称；另一方面，我国近年来医患关系越来越成为人们关心的话题，成为舆论的热点，医患之间的相互信任也变得越来越微妙。现在讨论医患沟通，强调患者对医师的信任，不能不说任重而道远啊。

二、取得患者信任的要素

社会学家们指出，建立人和人之间的信任关系，实质是实践人和人的平等关系。在医患关系上，具体表现就是我们平时经常挂在嘴边的"以（病）人为本"，就是要发自内心地尊重患者，坚定不移地保护患者的基本权益。

近年来，各地民营诊所的装修、设备、器材等硬件有了非常显著的改进，能够吸引患者眼球的东西越来越多，这些进步都是改进医疗诊治服务和提高患者信任度所必不可少的。用时髦的话来说,它们属于诊所的硬实力。一般而言,提高硬实力的难度相对不那么大,比较容易复制抄袭,只要有足够的资金投入就可以在短时间内做到的。但是,诊所竞争力的关键在于软实力,患者对牙科医师和牙科诊所的信任度也主要来自他们的软实力。软实力的提高,需要假以时日,有相当难度,但也是更加可靠的,其他诊所难以复制拷贝的。

国外牙科诊所管理专家认为,患者对口腔医师的信任是建立在以下五个基本要素之上的:

1. 竞争力(competence) 竞争力是指权威性、专业性、判断力,也就是说,患者相信医师是一位临床高手,能够作出正确的诊断,提供高质量高效率的治疗。

2. 承诺(commitment) 承诺是指患者相信医师说到做到,不会言而无信,进而相信医师提出的建议是正确的,应该接受的。假如患者认为医师是信守承诺的,他们就会欣然接受医师的建议;反之,患者就会质疑医师对治疗计划的把握程度。

3. 坦诚(candor) 坦诚就是患者相信医师会对他们直言相告,不会隐瞒,不会阻隔信息,不会在沟通交流中故意遗漏某些事情。

4. 自信(confidence) 患者对医师的信心建立在医师的乐观自信上。患者在和医师进行沟通交流的时候,非常善于"察言观色",他们看重的往往不是医师讲话时的措辞遣句,而是医师在讲话时的面部表情、语速语调、举手投足。

5. 收费(cost fairness) 这是指患者相信医师的收费是合情合理的。据调查,患者对牙科诊所的收费是非常在意的,并以此作为判断诊所和医师的诚信度的重要标志。关于收费问题的讨论是非常敏感和复杂的,这里不仅与信任有关,还与沟通交流的技巧有关,本书将在第七章进行专题讨论。

上述内容可归纳如表 5-1。

表 5-1 患者对医师信任的要素

信任因素	问题的实质	包含的内容	患者的表达方式
竞争力	他是一个好口腔医师吗	礼貌和蔼、善解人意、诊断正确、疗效显著	您为什么这样说呢别的医师不是这样说的
承诺	他对我的牙病治疗有什么承诺	治疗的迫切性和保险系数	假如您是我,您会接受这样的治疗吗
坦诚	他是不是把所有事情都告诉我了	其他意见及治疗方案	是不是还有其他的治疗办法
自信	他对我的治疗是不是有足够的信心	涉及面比较广泛	患者往往不会提出问题,而只是观察思考
收费合理	他有没有"忽悠"我	收费标准、财务制度、保险条例	为什么您的收费比其他诊所高

　　面对不信任医师的患者,医师首先要认真分析横亘在医患之间的障碍,而不是抱怨来自外部的干扰因素和患者的挑剔。即使从沟通技巧的层面分析,上述因素也不是"放之四海而皆准"的定律和公式,不同患者对同一位医师会作出不同的评价,同一个患者在不同就诊过程中对同一位医师会留下不同的印象。再说,有的时候可能是单一的因素在起作用,更多情况下则是多因素共同起作用,这就要求医师随时随地反省自己,根据患者的具体情况,有的放矢地排除建立患者信心的障碍。需要注意的是,尽管沟通技巧是分门别类地介绍,但在回答与信任有关的问题时则经常要综合运用。

三、消除患者对医师竞争力的疑虑

　　要让患者对自己有信心,首先自己要有足够的自信心。没有自信心的人是无法让别人对其产生信心的,而这种自信不是靠自吹自擂自我标榜就能够得到的。

　　每一位执业医师都接受过正规和系统的专业教育,通过了严格的全国性资格考试,拿到了国家颁发的资格证书和执业证书,这是自信的基本点。一方面,任何一位医师治愈过的患者都不胜枚举,都会有引以为傲的诊治记录;另一方面,世界上没有一位医师是能够"常胜不败"、"包治百病"的。公平地讲,大多数患者对医师都是有信心的,否则他们也不会上门求治。但也不能排除一些患者会对医师的竞争力提出质疑,在通过某种渠道得到一些负面信息后更是如此。他们会说"报纸杂志上不是这样说的"、"×× 也接受过这样的治疗,但效果并不理想"等,这就需要我们利用有效的沟通技巧来提高自己的临床技能和专业判断力的信誉,借此增进患者对医师专业的信心,尤其是消除某些患者心中的疑虑。

1. 宣示专业资格 俗话说"隔行如隔山"。不是从事牙科行业的大众,对牙科的了解就非常有限,这种专业信息不对称的状态,几乎是无法改变的。所以,人们习惯于通过信得过的机构的评判来了解牙科医师的水平,如毕业证书、行医执照、某种资格认证等。为了宣示医师的学历、资格、水平、能力,以及与其他医师的不同之处,以下工作是应该做的:

(1)在诊所的墙上选择性地悬挂医师和其他员工的各种证书,包括学术团体成员证书、培训结业证书、任命书、获奖证书等。悬挂的地方应该比较显眼,证书要放在庄重的镜框内,排列有序。

(2)在介绍诊所的网站和宣传小册子上,把医师和其他员工的资格罗列出来。

(3)在诊所印发的"简报"上,宣传医师和其他员工参加培训教育的消息。如果把照片也放在简报上,最好经过认真挑选,培训期间的休闲娱乐活动照片不宜使用。

(4)如果医师或其他员工外出参加培训或学术会议,在回答患者询问他们的去向时,不要简单地说"×× 不在,后天才上班"。而应该强调"×× 去开牙科会议(可能的话,还应强调这个会议是国际性的或全国性的)了,后天就会回来的"。

(5)沟通时如果谈及某个专题,应该把自己的学术活动和发表的专业论文告诉患者。

2. 自我肯定 受文化传统的影响,中国人崇尚谦虚,讨厌自夸自吹。但是,诊所工作人员和医师之间的赞许则是无可厚非的,甚至是必不可少的。有的诊所员工就不露声色地在患者面前故意"悄悄地"说:"× 医师除了技术好以外,人也特别好,要不然我也不会在这里工作。"国外牙科诊所的医师更是经常对员工的工作表扬有加:"我要的就是这个材料。谢谢!""您照的 X 线照片很清楚,真棒!""听见没有? × 姑娘交待的事情比我讲得还周到,千万别忘了。"这样的氛围有益于员工自信心的增强,促进融洽的人际关系的发展,更会给患者留下很深刻的印象,增强患者对诊所的信心。

国人普遍不习惯强调自己的竞争力,还"谦虚"地表示"没什么"、"应该的",更有甚者会说"您让我几乎无地自容了"、"这主要是材料好,与我的技术水平无关"、"这是牙科学生都必须知道的知识"、"这些都是常规该做的事情"。对同样的事情可有不同的表达方式,产生的效果截然不同,更折射出诊所文化的内涵。

3. 正面评价医师的治疗计划　患者对医师建议的治疗计划心存顾虑和不解时,一般都不会直接表达出来,但会迂回地向诊所其他员工倾诉,这是增强患者信心、消除患者忧虑的最好时机。例如,当患者问口腔医师助理"这种治疗方法是最好的吗?"时,她可以泛泛地说"医师为患者提供的治疗都是最好的",但更好的说法是"这种治疗方法是最适合您的,因为……"当患者问护士"为什么我的儿子要做窝沟封闭治疗"时,她最好不要说"窝沟封闭对每个小孩子都是很重要的",而应该说"窝沟封闭对您的儿子特别有帮助。虽然您的儿子刷牙很认真、很规范,但是他的牙齿表面的缝隙比较深,不容易刷干净,而窝沟封闭把这些缝隙堵上了,可以有效地防止细菌进入。"

4. 强调权威的科学依据　当患者提出质疑时,医师应该让他们知道,这些治疗计划和措施,包括使用的器材,都是以权威的科学依据为基础的。例如,当患者知道了美国口腔医师学会、美国小儿科学会、美国癌症学会和世界卫生组织对氟的态度后,他们对氟化治疗的疑虑也会消除的。医师还可以告诉他们,《消费者报告》(Consumer Reports)杂志也从消费者的角度肯定了自来水加氟的好处和安全性。如果患者害怕水银,《消费者报告》杂志上也有关于银汞的报告:"根据研究结果,银汞充填体的好处是肯定的,其危险则尚未得到证实,所以它迄今依然是最好的牙科充填材料之一。"当患者对诊所内的疾病传播心存疑虑时,医师应该告诉患者,诊所有严格的消毒灭菌制度,所有程序都是完全符合政府有关规定的,经过政府有关部门审核批准的。

四、消除患者对医师承诺的不信任

对西方文化稍有了解的人都知道,尊重和崇尚"承诺"是他们的基督教文化的一个重要特色。在西方社会,人与人之间的交往是建立在信任基础之上的,他们认为诚实坦白是常态,信守承诺是做事为人的基本素质。具有悠久历史的中华文化常常有截然相反的信条,既有对忠厚老实和"童叟无欺"之类的自律的赞许,也不乏诸如"防人之心不可无"和"见人只说三分话"的处世警言。近年来,欺诈作伪之泛滥更加剧了患者对医师的疑虑,要恢复和重建医师的"承诺"之庄严,任重而道远。下面介绍的一些做法可供读者参照。

1. 介绍自己的感悟体验　一般来说,在患者的心目中,医师的话的可信度是比较高的。有的医师会用自己的实际例子来增进患者的信心,效果不错:"您看,我自己也做了种植牙,已经 5 年了,就跟自己的牙齿一样。""当然,您女儿接受什么样的治疗,要由您来决定。但我可以负责任地告诉您,我的孩子也做过这样的治疗,效果很好。""如果我是您,我绝对不会接受这种治疗,哪怕它再便宜也不会!所以我也不会考虑向您推荐这种方法。"即使没有自己或亲友的实例,医师可以用自己治疗过的病例来说服患者,如果加上照片录像之类的资料,说服力就会更强了。

在介绍个别典型病例的时候,医师需要恪守专业伦理道德,千万不要利用患者求医心切的心理去追求经济效益。医学专业讲究的是科学的事实,而不是轶事趣闻,典型病例只是个案,不能当做普遍适用的规律。对某些牙科治疗技术(如种植、美白)在我国发展过程中走过的弯路,我们至今没有认真总结和反思,没有汲取教训,这不能不引起民营诊所的高度重视,因为民营诊所"势单力薄",交不起昂贵的"学费"。

2. 讲解治疗计划的制订依据　医师应该让患者知道,所推荐的治疗方案是多种可供选择的治疗方案中最适合他的。要注意,是"最适合",并非是最好的,或者是最理想的。为此,在和患者沟通的时候不单要讲结论,还应该把如何得出这个结论的理由说出来,特别是要把"设身处地"的思辨过程告诉患者。当然,也只有当患者看到医师的认真负责、一丝不苟、耐心细致的时候,他们对医师的结论也才会比较信任。

有的时候,医师不妨可以把自己的分析推理过程告诉患者,这样的解说不但不会降低医师的形象,还往往可以增强患者对医师的信任度。例如,在患者提出"您觉得我非做牙龈冲洗不可吗?这种方法会不会造成牙龈伤害?"

这样的问题时,有的医师告诉他们:"当这种技术刚刚开始应用的时候,我也对它有过怀疑。但是当我看了很多研究报告,也亲眼见到用这种方法治疗过的患者后,我就消除了怀疑。最近,我治疗过不少患者,效果确实不错。"患者的信心也就更强了。

五、对不信任医师的患者该说什么

现实中,有的患者会认为医师不说实话(不管是出于什么样的动机),更多的患者则会认为医师虽然没有撒谎,但没有把全部真相说出来。与这样的患者沟通,难度相对比较小,因为医患之间不存在敌对情绪。他们会转弯抹角地向医师征询,是否有其他选择,有没有别的可能性,以此来探寻医师是不是把所有事情都说出来了,有没有出于某种原因而故意或不得不隐藏某些事实。在这种情况下,医师可以采用以下的方法:

1. 提供不偏不倚的信息　通常,医师会在坦承全部真相和劝服患者之间处于两难的境地。所以,当医师感觉到患者对其缺乏信任的时候,难免多会强调治疗的好处,少讲存在的风险。大量的有关调查研究显示,客观公平地揭示利和弊,往往要比只强调利更令听者信服,把好处和风险都告诉患者会大大提高医师在患者心目中的信誉。在这种情况下,明智的医师会说:"制订任何一种治疗计划的出发点都是把患者的利益放在首位的,但是医学上没有绝对的事情,在得到益处的同时也必然会有一定的风险。我的职责和义务就是尽最大努力去争取和保存您的利益,同时又尽最大努力来降低以致消除风险。我会尽量清楚地把一切可能性都告诉您,我们一起来仔细斟酌,作出最适合您的选择。"

2. 用患者听得懂的语言说话　在医疗知识的认知和掌握上,专业人士和非专业人士是绝对不平等,也不可能平等的。研究结果表明,使用艰涩难懂的专业术语会使听者对讲者不信任,患者不会认为讲话深奥拗口的医师就是好医师。患者的真实相法常常是"我听都听不懂他说什么,我凭什么要相信他? 他也许故意用这些我听不懂的名词来蒙我呢! "医师要做的事情是选择患者能够听得懂的话和患者沟通,让患者觉得"这位医师讲的话和我讲的话属于同一类型,听起来舒服,信得过。"

用患者听得懂的语言说话,深入浅出,说起来容易做起来难,究其原因,既有长期养成的思维习惯使然,也有不自觉地维护专业和个体尊严的盲目性。专业人士常对科普作家和他们的作品不以为然,殊不知,许多大学问家都非常注重,并身体力行科学知识的普及宣传。哈佛大学医学院一位公共卫生教授说过,医疗行为的效果在很大程度上取决于患者的配合,而患者的配合程度则取决于他们对疾病和健康的理解。所以,把疾病的来龙去脉讲得越通俗易懂,患者的合作程度越高,治疗效果也就越好。

3. 正确对待错误片面的信息　在医患沟通中,患者常会提出一些来自不同渠道的信息向医师求证,而医师常常会很不耐烦地说"你看的八卦新闻太多了"、"不要随便相信广告新闻"、"谁告诉你的?他是牙科医师吗?"有关调查结果显示,医师如果只是简单地批驳和否定患者的信息时,患者会质疑医师是否故意隐瞒事实真相或只披露有限真相,给患者对医师的信任度造成巨大的破坏。

学者们认为,在这种情况下,医师应该充满自信,保持平和,无需刨根问底地追寻其信息的来源,也不必评论信息的可信度。效果最好的办法是公正客观地提供必要的信息,让患者自己作出判断。某医师的标准做法是先说:"我知道,有许多报刊都这么讲。看样子,您也挺关心多方收集信息的。您要是有兴趣,我可以向您提供一些更加专业的信息。"然后把有关的宣传小册子、研究报告、产品广告等资料交给患者,还提供权威性的专业网站,请患者浏览有关资料。实际上,大多数患者都不会认真地收集、分析和研究各种信息,他们仅仅是希望从医师那里得到一种感觉、一种信心,而医师的开放谦和已经足够了。

此外,还要特别注意"误传"甚至"谣言"对医师信誉的伤害,千万不可掉以轻心。以研究"谣言"闻名于世的社会心理学泰斗奥尔波特(Gordon Allport)曾提出过著名的谣言传播公式:谣言传播速度＝重要性＋模糊性。这个公式意为:被人们视为与自己关系越密切,事实真相越模糊不清的谣言,其传播速度越快,越容易更广泛地被传播。在牙科医疗中,由于患者们属于在某种程度上的利益共同体,一些与他们的健康和疾病有关的不实之词,在他们中间的传播速度和杀伤力是非常惊人的。

六、建立患者信心的沟通技巧

1. 正确使用非语言性动作　要在患者心中建立起信心,医师不仅要注意讲什么,还要注意怎么讲。专家告诉我们,医师在沟通过程中的非语言性动作之重要性,一点儿也不亚于沟通中使用的语言,患者对医师的印象常来自医师的非语言性动作,如眼光接触、肢体语言和语气语调等,表 5-2 列举一些注意事项供读者参考。

表 5-2　沟通中的注意事项

正面	负面
中气十足,抑扬顿挫	有气无力,语调平淡,过多口头禅
直接而持续的眼光接触	眼光游弋,讲话时注视其他地方
面带微笑,表情随讲话内容而变	面无表情,甚至流露出不耐烦表情
立如松,坐如钟	无精打采,驼背耸肩
朝向患者,微前倾	背向患者,后仰
双手放在身体两侧	双手抱在胸前
有意识地利用姿势强化和补充信息	无意识的动作,手指患者,遮掩口眼

2. 尊重患者关注的问题　在尚未建立起对医师的信任之前,患者通常不会对医师讲的话言听计从,甚至会用他们特有的方式提出质疑。这个时候,唯一有效的方法是尊重患者关注的问题,即要有"感同身受"的表示,不要认为他们"过分紧张"、"小题大做",更不要觉得他们"无事生非"、"故意捣乱"。如果不能消除患者的怀疑和抗拒,医师的任何努力都势必付诸东流。

3. 不要轻易要求患者"相信我"　Peter Sandman 是美国 FBI 的危机处理专家,特别擅长与处于危机状态的当事人的沟通。他指出,越要求别人相信你,对方就越不相信你,这就是现实生活中的悖论。医学沟通专家也发现,越是急于取得患者信任的医师,越难以得到患者的信任。古训有云"欲速则不达",其道理是相通的。

Dr. John Walter 经常在各地讲授医患沟通,很受广大口腔医师欢迎。他是这样和患者沟通的:首先借助各种器材让患者观察自己的牙科健康状况,作出客观的评估;然后根据患者的具体情况和患者的要求,一起讨论治疗计划;最后向患者提供有关的宣教资料,提高他们的口腔健康知识水平。他建议医师们尽可能购置现代化数字成像设备,如内镜和数字化 X 线机,让患者能够亲眼目睹自己的口腔情况,并和正常图像对照,往往会收到意想不到的效果。

治疗计划应该是"最适合的",而不是"最好的",所以在讨论治疗计划的时候,医师要充分了解患者的需求、期望和偏好,不能只追求专业的完美。他发现,患者拒绝接受治疗计划的主要原因往往不是专业的问题,而是因为患者有"被边缘化"的感觉,所以从制订治疗计划的开始,就必须尊重患者,平等对待患者,让患者知情和发表意见。向患者提供有关的宣教资料,是让他们加深对治疗计划的理解,进一步提高接受程度。据调查,虽然大多数患者都很在意把这些资料带回去,但是认真仔细地阅读这些资料的人却为数不多,因为他们已经通过讨论对医师有了信心,这些资料只不过是一种增强信心的"物证"而已。

七、相关的常见问题和回答

1. 有关对医师评估的问题
问(1):请问哪一位医师更好?

答:他们都是很好的医师,水平都很高。

评:这个回答的开头很好,但如果能够进一步把他们各自的特点和长处突显出来就更好了。需要注意的是,无需过分强调医师的资历,而应着重他们的个性特点。

例:他们都是很好的、高水平的医师。张医师比较文静内向,许多紧张的患者都喜欢他。王医师比较乐观开放,解释问题比较清楚。您想让哪一位为您看?

问(2):您看上去那么年轻,不像医师。请问您多大年纪了?

答:我今年 28 岁了。请问您呢?

评:表明上看来,这样的回答是借反问来挑战患者不礼貌的问题,但它实际上起不了什么作用。敢于提出这样的问题的人,一般都比医师年长,所以最好对提问者彬彬有礼,并且用自己的资历来消除患者的疑虑。

例:(面带微笑)谢谢您的夸奖,人都喜欢听到别人赞美自己年轻。我今年28岁,但我已经在××大学口腔医学院学习了5年,毕业出来也已经工作了4年了。

2. 有关诊断的问题

问:怎么会呢? 我每6个月就洗一次牙,别的医师也从来没有说过我有任何问题。那么,请问我的牙龈的问题有多长时间了?

答:这很难说。您除了每6个月洗一次牙外,在家里是怎么样护理牙龈的?

评:听起来,这样的回答似乎是想进一步了解患者的口腔卫生习惯,但却有浓厚的诊断味道,完全无助于建立起患者对医师的信任。医师应该首先澄清患者是怀疑从前的医师的水平,还是质疑现在的医师的诊断? 然后设法让这位患者对自己建立起信心。

例:我也对您的牙龈状况感到奇怪。但在事实面前,我只能作出这样的诊断。您是怀疑从前的洗牙质量,还是怀疑现在的诊断,抑或想了解病情的发展情况呢(回答后,最好耐心等待患者的反应)?

(1)假如患者怀疑从前的洗牙质量,可以说:每个人都希望得到最好的治疗,这是人之常情。但是您也应该知道,每个人的牙龈情况都是不一样的,即使同一个人,在不同的时候,疾病的进展情况也是不一样的。单单根据现在检查的结果,很难对过去的情况作出准确的判断。我只能够把今天看到的事实告诉您,把我作的诊断告诉您。

(2)假如患者怀疑现在的诊断,可以说:我很理解您的心情。每个人都很想全面准确地了解自己的身体健康状况,这也是判断治疗方法对不对的唯一依据。请您拿着镜子,我会把您的牙龈发炎的情况指给您看。然后,我们再拿牙周疾病的图表来比较一下,您就不难理解我的判断了。

(3)假如患者想了解病情发展,可以说:不好意思,我没办法准确说出您的患病时间,因为每个人的疾病进展都是不一样的,有的人快些,有的人慢些,这取决于每个人的全身健康状况和口腔卫生护理习惯。我只能根据现在的检查结果作出诊断,找出最适合您的治疗方法,在最短的时间内让您的牙龈恢复健康。

3. 有关治疗计划的问题

问：假如您是我，您会接受这种治疗方法吗？

答：这个问题问得太奇怪了，因为我不是患者，我不是您。您应该问的是治疗后的结果如何，有没有危险，需要多少费用。

评：其实，这个问题并不奇怪，患者的提问都是有理由的。这个回答失去了让患者建立起对医师的信心的机会，还很可能会引起副作用。换一个角度来看，患者提出的这个问题恰好是说服他的一个良机，医师不应该拒绝回答。

例：这个问题提得很好。我可以很负责任地告诉您，我做人做事的原则是"己所不欲，勿施于人"，我绝对不会把自己和家人不用的治疗方法推荐给患者。事实上，我的侄子上周就做过同样的治疗，效果很好。所以，我们最好把注意力集中在治疗的必要性、治疗的结果和不治疗的后果、治疗的好处和风险这些问题上。至于对我对患者的态度和处事方法，您不妨问问那些在我这里治疗过的患者，他们会给您一个更加客观全面的回答。

4. 有关其他治疗选择可能的问题

问：您是不是还有别的建议？

评：患者提出这样的问题，有可能是怀疑医师的临床判断能力。医师千万不要不高兴。要知道，大多数患者是不会提出任何问题，但他们会四处求解，这会给医师带来更大的负面影响。提出这样的问题的另一种可能性是，患者只是想了解更多信息，这是对医师的考验。有关调查发现，患者对提供多种选择的医师的信任度更高。所以，医师应该对患者的提问抱欢迎的态度，提供更多资讯，但必须牢记一点，即对自己提出的建议充满信心。

5. 有关小儿牙科的问题

问(1)：我的宝贝怎么哭了？为什么脸也变得通红？有什么问题吗？

答：小孩子啼哭是正常的，没必要大惊小怪。大多数小孩子都害怕牙科治疗，因为他们从来没有见过，再加上有一些操作确实会令他们感到不舒服，所以他们就会哭。

评：这样的回答对解决问题毫无助益。最起码的，医师应该让病童的家长认识到，并非所有小孩子都害怕牙科治疗。假如家长认定其孩子害怕牙科，自然就会对医师失去信心。好的回答应该能够增强病童家长对牙科医师的信心，所以首先要鼓励和表扬小孩子，稳定其情绪，接着要强调医师的水平和能力,让家长意识到医师有能力控制事态的发展。

例: 小孩子脸红,说明他有点紧张。没关系,我会慢慢让他放松的,他会和我配合,顺利完成治疗的。您的孩子很勇敢,真棒! 多好的孩子啊! 他现在有点不习惯,一会儿就会好的,您回家后应该给点奖励才好。我常遇到这样的孩子,他们现在都成了我的朋友呢。您也可以帮帮我,小孩子毕竟更愿意听父母的话的。

问(2):您的诊所和其他诊所有什么不同? 他们不能做这些治疗吗?

答: 小儿牙科是口腔医学专业中的一个专科。一般来说,口腔科医师从学校毕业以后,还要接受至少 2~3 年的专门训练,才能成为小儿牙科专科医师。

评: 这样的回答错失了一个推介自己的良机。其实,医师的最大、最重要的"卖点"不是资历,而是高质量的医疗关护服务。

例: 表明上看,我的诊所除了多一些小孩子喜欢的玩具物品外,和别的诊所没有多大的区别。实际上,我的诊所的主要服务对象就是小孩子,就是像您的儿子这样的儿童。因为主要服务对象是儿童,所以我们的工作都以"满足儿童的需求"为出发点。譬如诊所的装修设计,我们参考了许多国外小儿牙科诊所的资料,聘请了专门的设计装修公司来做。在这个诊所工作的人,最重要的条件就是和小孩子有亲和力。此外,我们还经常参加有关小儿牙科的最新研究成果的培训。如果您有兴趣,我可以给您一些小册子带回去看看,它们都是我们专为小孩子和他们的家长印制的。

6. 有关医嘱的问题

问(1):我的邻居(丈夫)不是这样说的,他说……

答: 您要知道,隔行如隔山,我的专业是口腔医学,我的责任是向患者提供最好的口腔医疗服务。

评: 这个问题可以有多种提问的形式,患者会引用祖母的人生阅历,也可能会引用朋友们从不同媒体上获取的信息。回答此类问题的时候,不要简单地要求患者相信自己的专业知识和技能,而应该表示自己对患者提及的信息并不陌生,甚至可以对患者(包括其邻居或丈夫)的质疑,持"我不同意你的观点,但我会全力保护你发表自己观点的自由"的态度。然后心平气和地把自己的观点和看法告诉患者,强调自己多年积累的工作经验和治疗众多患者的体会。

例:您有如此关心您的好邻居(或丈夫),真叫人羡慕。大家常在一起讨论健康问题,交流经验,无疑是件大好事。您提出的问题,也是口腔医学关心的诸多问题之一,可是到目前为止,科学家们虽然能够在一部分患者身上取得成功,但还没有找到非常理想的解决方法。我的临床经验告诉我……

问(2):我听别的医师说,乳牙引起的疼痛不会很厉害,可不可以不治疗?

答:乳牙虽然迟早都要换,但是它们有问题的时候不但会使小孩子不舒服,还会影响恒牙的生长发育。许多人对口腔医学了解不多,所以会产生一些误解。

评:对此提问的回答,关键在于要赢得家长对医师的信任,而不是简单地宣讲口腔医学常识。此外,在回答问题的时候,必须掌握"不批评他人"的原则。

例:请您相信,患者的最大利益和长远利益是我考虑问题和处理问题的最高原则。您的孩子是我的患者,我在为他/她治疗的时候,首先考虑的就是他/她的最大利益。但是,他/她毕竟是您的孩子,您对他/她是最了解的,只有您才最清楚他/她痛不痛,痛的程度怎么样,也只有您才有权决定什么方法才对她更好,所以我必须得到您的理解和配合(接下来,千万不要忘记向家长介绍乳牙对儿童说话、饮食、外貌以及对恒牙发育和生长的重要性)。

7. 有关其他医师的问题

问:我住在东城区的时候常去找 ××× 医师看病,他好吗?

答:他挺好的。但是,不同的医师有不同的特长,没有一位医师能够做到面面俱到,样样精通。

评:这个回答是实事求是的,没有任何虚假成分在内,但却可能会带来麻烦。患者的提问究竟是什么意思呢? 他是否想旁敲侧击地了解 ××× 医师的水平? 假如您认为 ××× 医师是个好医师,您就不妨直言相告;如果您对此没有把握,最好还是请患者自己去了解,充其量也只是让患者知道判断医师医术的标准。

例 1:是的,××× 医师挺好的,他是一位好医师。如果我有牙病,我也会找像 ××× 医师那样的医师看。我有一些患者搬家到东城区,我就把 ××× 医师介绍给他们。

例 2:我猜,您大概是想知道 ××× 医师的医术高低吧? 老实说,医师也是人,不是神仙,不可能"包治百病"、"手到病除"的。再说,治疗的效果还与患者的身体状况和口腔卫生习惯有关。要让我根据您现在的口腔状况来评估以前的口腔疾病治疗,确实是勉为其难了。所以,假如您有问题,最好直接和×××医师谈谈。我就经常和我的患者讨论治疗后的效果,我相信×××医师也会很乐意和您进行坦诚沟通的。

例3:(当患者坚持要知道您对从前的治疗的评价时)我很理解您的心情,每个患者都想知道内行人的评判意见。但是,这种做法是违背医学专业的伦理道德的,请您谅解。假如您不介意,我建议您和口腔医学会联系,看看他们是不是可以帮助您消除疑虑。

8. 有关治疗保险的问题

问:您这个烤瓷冠能用多久?

答:现实生活中,哪一样东西是有永久保险的? 作为医师,我们会尽最大努力为患者提供最好的医疗关护,但是,能不能得到最好的结果和这种结果能够保持多长时间,还需要有患者的配合。我也不想看到自己做的治疗在短时间里发生问题,所以我希望您能够和我很好地配合。这样,大家都高高兴兴的。您说,该有多好!

评:提出这样的问题的患者,往往是比较挑剔和计较的。对这样的患者要格外慎重,因为他们心中的疑虑是很难消除的,他们的期望值是很不容易达到的。所以,首先应该甄别他们是对提出的问题非常在意,抑或仅仅是一般的消费心态的反映。对前者,必须坚定不移地告诉患者,为医疗行为打保票是一种欺诈行为;对后者,可以晓之以理。

例:您是担心的是这个烤瓷冠能用多久吗? (等待患者的反应)站在您的角度来看,花了钱做治疗,当然希望永保平安。但是,您也应该明白,世界上是没有一劳永逸的事情的,更何况是医疗呢? ! 我可以这么跟您说,我在这××年内为许许多多患者做过烤瓷冠,到现在为止,绝大部分都没有出现问题。我能够保证的是:我给您做的烤瓷冠是按照您的口腔条件"量身定做"的,我使用的材料是最适合您的,为您加工烤瓷冠的技工所是最好的,我还会告诉您如何使用和护理烤瓷冠。但是,希望您能够理解,我实在无法向您保证这个烤瓷冠能用多久,因为这里面牵涉太多的因素,尤其是您如何使用和如何保养。

总　　结

1．建立患者对医师竞争力的信心

（1）突出医师的专业资质。

（2）介绍诊所的长处。

（3）重点介绍个性化的治疗措施。

（4）引用来自患者的好评。

2．对治疗建议作出庄严的承诺

（1）介绍个人的诊治经验。

（2）解释为什么做出这样的建议。

（3）把自己如何克服疑虑的过程告诉患者。

3．对患者坦诚相告

（1）介绍治疗的双重性，即好处和风险。

（2）用患者听得懂的语言说话，尽量避免用专业术语。

（3）提供宣教资料。

（4）鼓励患者通过多种方式获取资讯。

4．建立患者的信心

（1）了解患者的真实想法。

（2）与患者分享与诊治有关的信息。

马丁·路德金（Martin Luther King，1929—1968）有一句名言：人往往是在面临挑战和对抗的时候，而不是在安逸舒适之时去思考、衡量和比较自己的未来的。

这句话用在牙科诊所也同样经典，患者只有在进入牙科诊所的时候，才会认真考虑自己即将接受的牙科诊治是否安全，所以我们在诊所也就经常会听到患者提出如下的问题：

- 您用的器材都消毒过吗？
- 您遇到肝炎患者和艾滋病患者时会怎么样呢？
- 既然银汞里有水银，我要不要把它换掉呢？
- 听说氟会损害人体健康，是吗？
- 您说X线是安全的，可是在拍X线片的时候为什么还要采取防护措施？

对牙科医疗安全性的普遍关注，源自1970年12月美国总统尼克松签署的《职业安全健康法》（Occupational Safety and Health Act，OSHA）。根据这项法律，牙科医师在临床工作中必须戴用手套和口罩，必须确保器具经过灭菌处理，必须经过必要的培训，必须备有具法律意义的文件。必须认识到的是，它保护的不仅仅是患者，它也保护了口腔医师自身。从那个时候开始，牙科诊所的感染控制和环保问题上升到了法律的层面，得到高度重视。

一、不要低估患者的不安全感

当然，也有不少医师说："我的患者从不提出艾滋病、肝炎，或其他安全问题。他们并不担心在我的诊所看病会有安全问题。"

许多研究报告证明，这样的断言是一厢情愿而已，因为患者在求诊问医过程中的自我保护意识日渐加强,对医疗机构在实施医疗行为过程中所采取的安全防范措施普遍心存疑虑,对诊治过程中的创伤性医疗行为顾虑重重。人人都知道"病从口入"这一成语,所以对牙科诊治的安全更为关切,更不放心,只是碍于各种各样的原因,没有直言相告而已。

美国一个独立调查机构在 2003 年应 ADA 要求,就广大公众对牙科治疗安全性的看法做了一次大范围的普查,结果如下(表 6-1):

表 6-1　2003 年美国牙科治疗安全普查

威胁因素	表示关注的患者比例	提出疑问的患者比例
HIV 和肝炎等传染病	30%	25%
手机的安全性	37%	15%
银汞的安全性	29%	19%

绝大多数医务工作者认为,医师只要把科学研究结果告诉患者,让他们放下心来就可以了。实际上,这种做法常常事与愿违,不能奏效。患者往往不相信医师的解释,他们会质疑医师提供的事实,他们会"一叶遮目",只盯着负面的个案报道,只对耸人听闻的新闻感兴趣,严谨的科学分析在他们的偏见面前都显得苍白无力。回想起"鸡血疗法"、"红茶菌疗法"、"绿豆汤疗法"大行其事的往事,我们就应该清醒地认识到,对广大公众的科学素质,千万不要抱有过高的期望。另一方面,我们队伍中的少数人唯利是图、弄虚作假,也让广大患者对医疗卫生从业人员的诚信提出了严厉的质疑。在这种情况下,要让患者相信医师提供的科学依据,难度之大,不难理解。

除了上述大环境因素的影响外,患者不容易接受医师解释的原因还有:

1. 话题并不轻松愉快　在和患者谈论健康和疾病这一类话题的时候,"与医疗行为相伴的副作用及其对人体的潜在伤害"这一敏感内容是很难回避的,那么,向患者传递的信息所带来的负面影响也就很难消除。此外,医患双方在医学知识层面上的严重不对称也增加了患者的理解难度,要消除医患之间的鸿沟并非易事。

2. 对危险几率的理解不同　医患双方所处地位不同,对危险性的认知必然不同。患者从自身安全角度出发来考虑问题,医师则是根据科学分析的数据来判断。对医师来说,危险是几率"高"和"低"的问题;对患者而言,危险是"有"和"无"两者择一。评估方法不一样,感受不一样,心理承受能力不一样,沟通上的障碍就很难克服。

3. 沟通的目标不一样　医师希望通过沟通让患者用科学的态度对待危险,消除顾虑。患者不喜欢说教,他们期望在沟通中得到医师的共鸣、理解、同情。

4. 不同的患者对同一危险性的敏感程度不一样　例如,对于癌症与氟的关系的新闻报道,癌症患者必然远比其他患者更加关注;患全身性疾病的患者比一般人更迫切要求用树脂材料替代银汞充填体,因为他们担心后者释出的水银会加重自己的疾病。

所以,医师应该学会在医患沟通中快速准确地判断患者在自身安全问题上存在的担忧。其实,说简单也简单,关键在于"感同身受"这四个字。用患者的眼光来看待问题,设身处地地为患者着想,对患者的切身感受就会比较容易明白,比较容易理解,也就能够更顺利地与患者就牙科治疗危险性的话题进行沟通。

表 6-2 介绍患者常有的顾虑和对策,供读者参考。

表 6-2　顾虑和对策

患者顾虑之根源	对策
过往的经历令其担心	坦诚地回顾患者过往的治疗经历,找出问题,有的放矢地展开对话
发现了可能发生的危险	客观公正地揭示危险因素,讲解医护人员的职责,比较利弊
以为自身安全将受到威胁	有针对性地举例说明安全性的科学依据,与危险性进行比较,介绍应对措施
对危险的了解不全面	提供必要的资讯,消除患者在已知信息和治疗需求方面的矛盾
以为危险不可避免	和患者共同制订治疗计划,提供多个方案让患者选择
不相信医师的能力	建立起患者对医师的信任,特别是对危险的掌控能力

生活中还存在着一些有悖常理的现象,即令人感到害怕的危险常常不会致人于死地,反之亦然。环视四周,我们不难发现,相当一部分人对危险的认知是很不理性的,他们的行为取向是我们不能不正视的,与之相伴的危险性也是不能低估的。这些人一方面抽烟酗酒、沉湎于高脂肪高蛋白食物、驾车不系安全带……另一方面却坚决拒绝拍摄 X 线片、高度怀疑消毒灭菌的效果、

对银汞充填体内的水银成分怀有难以解释的恐惧心理等。

据调查,下面列举的行为的危险几率是相同的,都有可能在一百万人中导致一人死亡,但是人们对它们的危险性的认知却存在着很大的区别:

(1)吸 1.4 支香烟。

(2)喝 0.5L 酒。

(3)接受一次胸部 X 线检查。

(4)坐飞机飞行 1000miles(1mile=1.609344km)。

(5)骑自行车 10miles。

(6)在纽约生活 2 天。

(7)饮用迈阿密的生活用水 1 年。

(8)在距离原子能发电厂 20miles 的地方生活 150 年。

再如,尽管美国每年有 40 000 人死于高速公路车祸,但其引起的恐惧远不如一次飞机失事造成的 250 人死亡。人们对熟悉的、自愿的驾车所带来的危险熟视无睹,但对不那么熟悉的,相对不那么自愿的飞行事故却感到相当害怕。

美国 FBI 的危机谈判专家 Sandman 是这样解释上述现象的:危险有危及生命的危险和令人沮丧的危险两种,它们是完全不一样的。前者影响面有限,虽对生命构成直接威胁,却往往被人以侥幸心态对待,结果夺去了成千上万的人的生命;后者并不危及生命,但波及面极广,且常被人们过度夸张,视为洪水猛兽。他还指出:恐惧是直接影响人们对危险进行客观评估的一种特殊心理因素,虽然很难科学地界定这种心态,但它在很大程度上左右了人们对危险的认知。他详细勾画出了危险程度不同的情况下恐惧因素(outrage factors)的特点(表 6-3)。

表 6-3　危险程度不同的情况下恐惧因素

低危情况下的恐惧因素特点	高危情况下的恐惧因素特点
众所周知	鲜为人知
自然而然地形成	受人为影响才形成
符合伦理学	不符合伦理学
有好处	没有好处
熟悉	不熟悉
自愿	不自愿

有人做过范围相当大的调查,结果证实了 Sandman 的判断。把这个理论引入牙科治疗就可以得出这样的结论:如果某项牙科治疗在人们心理上造成的恐惧程度比较低,即使其危险性比较高,患者们的顾虑也会比较少,反之亦然。

专家们对危险的评估依据是危险的程度和出现的可能性,而广大公众在评估危险时,除了考虑危险的程度外,更容易受心理反应因素的影响。例如,牙科专业人士在评估诊所内 HIV 传播的危险性时,能够理性地把被感染的可能性(基本上是零)和感染 HIV 后的结果(最后死于艾滋病)结合起来。而广大公众在评估其危险性的时候,考虑更多的是 HIV 感染后的情况和最终结果。在他们看来,即使危险发生的几率只有百万分之一,也没有绝对的把握保证自己不在这百万分之一以内。所以,为了成功地和患者就牙科诊治的危险进行沟通,医师不但有责任把事实告诉患者,还必须明白他们对危险的认知。

二、有关危险的医患沟通

在医患沟通交流的内容中,"危险"永远是高居榜首的命题之一。所以,专家们告诉我们,医患沟通交流的主要目的之一,就是协助患者克服引起他们对牙科诊治恐惧的因素,作出明智的决定。我们要做的事情不是催促患者接受医师的观点,而是从公众的角度看待问题,协助患者作出正确的决定。

(一) 应对业界尚未取得共识的问题的方法

一般来说,倘若连医疗卫生专业人士对某个问题也还没有取得一致,还有意见分歧的时候,患者就更会忧心忡忡了。口腔医学界在氟、银汞、感染控制等问题上迄今没有取得共识,在患者中造成的影响是不容忽略的。如果某位医师对银汞充填持反对意见,附近诊所的患者就常常会对银汞的安全性提出质疑;假如某地有一位医师反对自来水加氟,当地其他医师推动自来水加氟等氟防龋措施的难度就会大大增加。

方法1:明确告诉患者,自己已经仔细认真地了解、比较、分析和研究了双方的观点以及支持这些不同观点的理由,如:"为了确保我使用的治疗措施对患者是安全的,我花了很长时间,查阅了所有收集到的有关银汞材料安全性的国内外的资料。美国科学家对接受了银汞充填的患者进行了全面检查,时间长达几十年,患者总数过亿,最后的结论是,他们的健康状况没有受到牙科银汞充填体的伤害。所以我相信银汞对人体是安全的,我的家人和亲戚也是用银汞补牙的。"

方法2:不要轻易对不同的观点表示反对。牙科诊治的危险多是看不见的,如X射线、疾病传播、水银泄漏、氟释放、水管内的细菌等。正因为如此,患者才会感到恐惧。人对看不见摸不着的危险会产生更加严重的恐惧,所以在心理学上有这样一个原则:拿不出"眼见为实"的证据时不要轻易表态。

方法3:尽可能提供一些能够看得见的东西作为旁证,如邀请患者参观诊所的消毒灭菌设施和操作过程。

(二)应对患者对不同来源危险有不同认知的方法

一般来说,人对来自大自然的危险多会安之若素,但对人为造成的危险却视为洪水猛兽。据报道,经常接受日光照射者的皮肤癌发病率高达20%,但人们依然对阳光浴乐此不疲。相反,医用X线对人体的危害很小,但广大公众对之谈虎色变。1989年,美国一个著名的电视节目"60分钟"披露了苹果表面的一种农药会增加儿童患癌的危险后,尽管专家们再三强调这种农药的用量很小,而且在进入市场前就被清洗干净了,但整个苹果业当年的损失还是达上亿美元。可是,消费者却绝对相信"绿色"水果蔬菜,对它们生长过程中所形成的对人体有害的化学物质视若无睹。

方法:强调诊治过程中的自然性质。如在推荐氟化治疗时可以告诉患者:"大自然的水都含氟,只不过含量有高有低。自来水加氟只是把自来水中的氟浓度调整到对牙齿健康最适合的水平。"又如在患者对银汞充填物有疑问的时候可以说:"实际上,食物、饮水和空气中就有水银。我们每个人在每天都从大自然摄入水银,但也通过小便将大部分摄入的水银排出。所以,每个人的身体内都有少量水银,而这些水银并没有对我们的身体健康造成损害。"

(三)应对与伦理原则有关的事情的方法

安全问题常会涉及伦理原则,当患者觉得自己的伦理原则或道德观念遭到亵渎时,他们对危险的恐惧感就会大大增加。某患者在诊所问及有关诊治过程中感到不适而需要施以紧急处理的问题时,医师回答说:"是的,我们诊所去年曾经发生过 3 例,我们今年采取了一些措施,不会再有这种情况发生的。"这样的回答有悖于"无须保证,但须尽力"的医学伦理原则。医师应该明确而坚定地告知患者:诊所有责任采取一切措施杜绝此类情况发生,但没必要做出任何不切合实际的承诺。其实,患者对这样的事情不是不理解,他们也不会因为诊所发生过患者出现全身性反应而不去就诊。患者对诊所的要求只是尽心尽责,尽可能确保诊治安全,所以当他们觉得诊所对患者的安全没有给予高度重视时,即使没有明确的表示,也会另择医师,"改换门庭"。

方法 1:谈论有关危险的话题时,必须高度尊重患者的价值排序。医师必须非常明确地告诉患者,保障他们在治疗过程中的安全是诊所义不容辞的首要任务,必要时还可以向患者展示诊所制订的应急预案和急救器械药品。

方法 2:绝对不要说"这个世界上没有绝对安全的事情"这一类的话,而应该向心存疑虑的患者详细介绍诊所是怎么样高度重视安全问题的。如在谈到放射性的危险性时,除了向患者介绍科学数据外,还应该把防护措施和检测制度告诉患者。

方法 3:正面介绍诊所在保障安全上的投入。在介绍诊所要求员工进行定期体检时可以说"花这样的钱是非常值得的";在介绍环保措施的时候可以说"我们已经拨了一笔专款来彻底解决废水内残留水银和其他有害物质的问题"。

(四) 应对与患者利弊有关的问题的方法

趋利避害是人的本性,所以人对与自身利弊有关的问题是非常敏感的,他们会很精确地估算不同治疗方法的伦理学原则、所需时间、舒适程度、费用支出等问题。

方法:清楚地向患者介绍治疗和不治疗的利弊以及不同治疗方案的得失。不要回避危险,但更要强调治疗的"收益"。当患者对 X 射线的危害有顾虑的时候,医师可以说"您真聪明,在做决定前先了解治疗风险的人并不多。但我可以很负责任地告诉您,现代科技已经把 X 线检查对人体的危害降到非常低的水平了,相对来说,不做 X 线检查就进行治疗的风险却大得多"。

（五）讲解牙科诊治危险的方法

1. 不要拿不同性质的危险比较　把不同性质的事情拿到一起比较，不但于事无补，反而会起副作用。《美国医学杂志》(*JAMA*)曾在 1992 年发表过一篇报道称：患者在手术过程中感染 HIV 的危险性是被雷电击毙的 1/10，被蜜蜂蜇死的 1/4，因飞机坠毁而死亡的 1/2。报道一出即受到严厉抨击，杂志为此做了认真的自我批评和反省。

2. 不要拿愿意承受的危险和不愿意承受的危险比较　人往往对参与危险性很大的活动趋之若鹜，如滑冰、赛车等，但对一些危险性相对比较小的事情视若无睹，如饮用已被污染的水、吸入二手烟等。有的医师在强调消毒灭菌有效性的时候对患者说："牙科治疗的危险性可远不如您开车来诊所看病"，引起患者强烈反弹，原因在于医师没有意识到，开车是患者自愿的，而感染肝炎或 HIV 则不是自愿的。《纽约时报》曾发表过一篇影响力很大的社论，题目就是"我不奢望生活在一个没有危险的世界，但我应该能够自由选择承受的危险"。

3. 不要拿感觉上的危险和常见的危险比较　人对感觉上的危险往往反应过度，而对常见的危险估计过低。据调查，美国每年大约有 500 人死于龙卷风，3000 人死于哮喘，但人们普遍认为死于这两种原因的人数是一样的。

4. 可以拿牙科诊治的危险和其他原因造成的同样危险比较　在讲解 X 射线对人体的危害时，可以拿人体暴露在阳光下所接受的放射线来比较：拍摄一张全景片相当于暴露在阳光下 3 天，拍摄一张𬌗翼片相当于暴露在阳光下 5 天，拍摄一套全口根尖片相当于暴露在阳光下 19 天。假如患者对银汞充填材料中的水银有顾虑时，医师可以告诉他：一顿海鲜餐所摄入的水银远多于一个银汞充填体内所含的水银。

5. 可以拿牙科治疗和医科治疗比较　在进一步解释牙科治疗的放射线危险时，还可以指出：做一次小剂量钡灌肠检查所吸收的放射线相当于拍摄一套全口根尖片的 27 倍，拍摄一张胸部 X 线片所吸收的放射线相当于一张全景片的 3 倍。在讲解银汞充填体的危险时可以指出：对水银过敏的人只有 1%，而对青霉素过敏的人则有 10%。有的医师在解释自来水加氟的必要性时举预防接种或面粉中添加维生素为例来类比，效果也不错。

（六）讲解统计数字和统计方法的方法

医务人员在讲解危险发生几率的时候,患者常会把自己放在那个"X 分之一"的"一"中,无法接受医师的劝解,因而被视为不懂得全面和正确地对待科学的统计数字。实际上,患者的要求是"零风险",而不是"低风险"。风险管理专家 Donald McGregor 指出:人人都希望找到一个在遇到危险时可以依赖的人,而不是受控于规律。所以,即使医师只把危险性的大门打开一条很细窄的缝,患者也会在感情上视之为完全敞开的。在这种情况下,正面的叙述方式会收到良好的效果。有关的风险研究也证明,成功率信息的受欢迎程度远高于失败率信息。虽然 90% 的生存率和 10% 的死亡率是一样的,但前一种叙述方式显然是比较受欢迎的。所以,与其说"没有什么事实能够证明它有潜在的风险",不如说"有足够的事实能够证明它是安全的";与其说"去年有 1000 个患者接受了这个手术,只有 50 人死亡",不如说"这个手术的成功率是 95%"。如果说"某污染物导致 10 000 人罹患癌症",听者必定会产生恐惧感;但若说成"某污染物导致癌症发病率的增加不到万分之一",在大众的心目中就不至于造成恐慌了。

三、要懂得患者的心理

1. 当患者觉得能够掌控自己命运的时候,就会觉得比较安全。美国心理学家 Sandman 说过:在自信有能力控制某件事情的时候,人就会觉得比较安全。他以在面包上抹黄油为例来说明这个论断:自己一手拿着面包一手用刀抹黄油时,丝毫没有不安全之感;但若自己拿着面包别人抹黄油时,内心不由自主地就会害怕;如果扶面包之举是受命于他人,害怕感更会陡然增强。由此可见:对心甘情愿接受的危险,人都会坦然面对;可以说"不"时的安全感,要比只能够说"是"的时候更强烈。

为此,医师应该用讨论的方式来介绍治疗计划,而不是用讲课的方式,不要自顾自说。在制订治疗计划的时候,必须要让患者参与,在征得患者的同意后才作决定,这样,他们的安全感就会比较大。

2. 当患者掌握了更多信息的时候,就会觉得比较安全。在讨论治疗计划的时候,必须要让患者掌握尽可能多的信息,包括不同的选择、治疗的好处、不治疗的后果等,根据患者提出的要求或问题,对他们的取向作出初步判断。一般来说,如果对某治疗方案不满,患者往往会提出一些不合情理的要求或问题,但若他们已经有了比较明确的倾向性,提出的问题就往往是合情合理的。

专家们发现,否认危险的效果远不如就此进行公开坦诚的讨论。向患者提供足够的信息,坦诚地和患者讨论治疗的风险,不仅能减轻患者的顾虑,增强患者的信心,还能提升医师和诊所在患者心目中的竞争力。对了解得不充分的事情心怀忧虑甚至恐惧,实乃人之常情。许多医师喜欢"言听计从"的患者,厌烦"没完没了地提问题"的患者。但是调查结果显示,前者的恐惧感更强烈,对治疗计划的接受程度更低。

除了积极主动地了解患者的感受,消除患者的忧虑外,诊所还可采用以下方法向患者提供信息:

(1)介绍诊所采用的感染控制制度和措施,请患者参观消毒隔离设施。

(2)在接待室放置有关牙科诊治风险(如X线、银汞、氟、疾病传播等)的印刷资料,让患者自由取阅。

(3)当某个话题处于热议状态时,医师应撰写有针对性的公开信,放在接待台供患者取阅。

3. 当患者建立起对医师的信任的时候,就会觉得比较安全。无论医师提供什么样的信息(氟、银汞、感染控制、X线、麻醉等),关键在于建立起患者对医师的信心。在安全问题上,以下技巧有助于建立起患者对医师的信任(表6-4)。

表6-4　建立信任的技巧

技巧	举例
一般性地介绍诊所	诊治安全是本诊所的服务宗旨。本诊所自开张之日起就积极而认真地采取了一切可能采取的措施
与特殊患者的交流	经过反复认真的考虑,也认真征求过专家们的意见,我已经制订了安全可靠的方案,确保对您使用的牙科治疗方法不会影响您的糖尿病
借助权威性机构的威望	我们的感染控制措施是完全符合国家和地方卫生部门的规定的

续表

技巧	举例
向患者作出保证	我自己的牙齿上就有银汞 我的儿子昨天才来拍过 X 线片
把决策过程告诉患者	为了确保本诊所使用的材料都是安全的,我花了整整一年的时间进行严密的跟踪检查,至今还没有发现任何不良反应
使用通俗的语言	不拍摄 X 线片就作诊断,就好比闭着眼睛做检查,这是对您不负责的做法
提供信息	您提的问题也是我们注重的问题。您要不放心,可以看看我们的消毒灭菌设施和制度
尊重患者的意见	我很理解您对安全的忧虑,本诊所对安全的关注是一以贯之的,绝不是权宜之计

四、常见的问题和回答

1. 有关疾病传播和感染控制的问题

问(1):你们治疗肝炎和艾滋病患者吗?

答 1):当然了。但是我们只在规定的特殊时间里为他们治疗,这个时间是不安排其他患者的治疗的。

评 1):这个回答有两个问题:一是视肝炎和艾滋病患者为非"正常";二是令听者对诊所采取措施的可靠性产生怀疑。患者希望听到的是诊所对所有患者实施同样的感染控制措施,不论是否病毒携带者或活动期患者。

答 2):是的。法律要求我们必须这样做。

评 2):此回答显得很被动,是无可奈何的选择。实际上,医师不应该对患者有任何歧视,这是医学伦理原则。此外,这个回答也没有正面答复患者对牙科治疗安全性的疑问。

例:是的,医师不能对患者有任何歧视。正因为如此,所以我们根据国家的法律法规,制订了全面和严格的感染控制制度,严防任何疾病在诊所内传播,在治疗每一位患者的时候都毫无例外地按照这些制度去做。您要是有兴趣,我可以带您去看看我们的消毒灭菌设施。

问(2):您做过肝炎检查吗?

答1): 当然了。

评1): 这样的询问不很礼貌。医师应该做出和善的反应,就诊所的感染控制程序和患者进行坦诚的对话。

答2): 是的。我们诊所有规定,所有员工都要接受肝炎检查。

评2): 这个回答显得比较被动。回答这样的问题有相当的难度,因为医师没有肝炎并不能够保证患者在牙科治疗过程中不会感染肝炎。从另一个角度来讲,这也是许多患者感兴趣的问题,所以医师应该坦然地给予正面回应,并借此机会向患者介绍诊所的感染控制措施,让患者放心。

例: 在我们诊所,患者的安全是头等重要的事情。根据科学研究的结果,严格执行感染控制制度是最好的保障。所以我们建立了完善的规章制度,还有严格的监督系统,所以我对您在治疗过程中的安全是有绝对把握的。如果您有兴趣,我可以带您亲眼看看我们的消毒灭菌设施。

问(3): 这些器械是不是一次性的?

答: 当然是了。所以牙科治疗的收费很难做到物美价廉。

(或) 怎么可能! 这些器材都是非常昂贵的。

评: 在医疗问题上,绝对不能够拿成本和患者的安全做比较,这会让患者觉得医师视金钱重于他们的安全。

例: 您问到点子上了。我们在治疗中使用的器材,要么是一次性的,要么是经过严格消毒灭菌的。一次性的物品在使用后就立即丢弃,由专门的卫生废物处理公司收集处理;非一次性的器械在使用后就按照国家的有关规定进行清洗和消毒灭菌,确保使用时是绝对安全的。

问(4): 你们的手机消毒吗?

例: 当然。这是我们的感染控制制度中最重要的部分,是牙科医疗安全最基本的要求。您想看看我们是怎么做的吗?

问(5): 艾滋病在牙科诊所是怎么样传播的呢?

答1): 通过伤口传播,特别是有出血的伤口。

评1): 这样的回答丝毫不能消除患者对危险的担忧,因为在患者的眼中,几乎没有一项牙科治疗是不形成"伤口"的。

答2): 艾滋病通常是通过性接触传播的,在牙科诊所不存在这样的可能。

评2): 答者或许自认为这样的回答带有幽默成分,但在安全话题上绝不应该采用幽默的方式。

答3):我可以告诉您一些科学数据:全身麻醉的死亡可能性是万分之一,青霉素过敏的死亡可能性是 10 万分之一,牙科治疗感染艾滋病的可能性是 2 亿 5 千万分之一。所以您完全不必担心在牙科治疗时感染艾滋病。

评3):谈论安全问题的时候不应该引用负面的资料。患者的关注点往往就在分子的那个"一"上面,根本不会理会分母的大小,所以他们对这个回答的解读就是"牙科治疗有可能把艾滋病传播给我"。

例:为了有效地防止各种疾病的传播,专家们经过反复科学论证,制订了牙科诊所的感染控制措施。美国疾病控制中心曾经对 32 000 位患者进行过长期和严格的追踪调查,这些患者接受过身患艾滋病的医科医师或牙科医师的治疗,结果显示,没有一位患者因此而感染了艾滋病。即便如此,我们诊所在执行国家规定的感染控制措施方面,也不敢有丝毫懈怠。我可以负责任地告诉您,我自己的家人也在这里接受牙科治疗,如果没有绝对把握,我可不敢拿自己家里人来冒险。

问(6):假如牙科医师不戴手套,我该怎么做?

例:您完全有权利坦率地向医师表达自己的顾虑。我相信,所有医师都是非常重视患者的安全的。如果您还是不放心,完全可以另找医师。

2. 有关银汞安全性的问题

问(1):关于银汞材料的安全性,众说纷纭,您的看法如何?

例:我认为银汞充填体是安全的。许多科学研究都证明它是安全的。银汞材料已经使用了 150 多年了,至今还没有证据说明它对人体是有害的。我自己口腔里就有好几个这样的充填体,我的孩子补牙时也使用银汞。

问(2):我听说银汞充填体中的水银会释放出来,进入人体,真的吗?

例:科学研究证明,银汞充填体在变硬的过程中就把水银"锁"住了。这就好像做蛋糕时要加入鸡蛋,可是蛋糕做好以后鸡蛋就出不来了一样。即使有极其微量的水银从银汞充填体释放出来,它也会通过正常的代谢过程排出体外。再说,以这种方式进入人体的水银是很少很少的,比起通过食物、饮水、空气而进入人体的要少得多。

问(3):我曾经有过剧烈的头痛,是不是和我的牙齿用了银汞修补有关?

答:不大可能。对补牙的银汞材料发生过敏的现象是极其罕见的。

评:这个回答并没有消除患者的疑虑,反而增加了患者的思想负担。

例:头痛的原因很多。根据您的头痛的症状和口腔疾病的治疗情况来看,我有把握判断,您的头痛不像是牙齿原因造成的。为了找出引起您头痛的原因,我建议您找神经内科的专家做个全面的检查。

问(4):拆除我的银汞补牙材料会不会对我的关节炎有好处?

答:大概不会,因为至今还没有确切的证据说明补牙的银汞材料对人体健康有害,也没有确切的证据说明拆掉了银汞补牙材料会对全身性疾病的治疗有帮助。

评:这样的回答貌似公正,但对消除患者的疑虑没有帮助,而且学术味太浓,让患者觉得冷冰冰的。

例:我可以很负责任地告诉您:牙科专家们是不会支持您用这种办法来治疗关节炎的,因为两者没有任何因果关系。根据权威性的官方材料,补牙的银汞材料不会对身体健康造成任何威胁。所以我建议您还是找专门研究关节炎的医师看看。

3. 有关氟安全性的问题

问(1):听说氟是有毒的,您为什么还让我的孩子接受氟治疗?

答:在我们的生活中,许多物质都是对人体有益的,但当摄入量超过正常范围时,反而会有损健康了。大量科学证据表明,如果把用量控制在安全范围以内,氟有增强牙齿防龋的功效。

评:这样的回答虽然无懈可击,却无法解除患者的忧虑,患者只会把它解读为"氟有可能损害我的孩子的健康"。

例:像您那样认真细致地关注孩子健康的家长并不多,真是个好父(母)亲。因为很多人都有这样的疑问,所以我一直在关注着全世界在氟的研究上的成果和专家们的观点,大量无可辩驳的事实证明,只要使用的方法得当,使用的剂量合适,氟对小孩子的牙齿健康绝对是有益的。我的女儿没有烂牙,全有赖于做氟治疗。

问(2):有的文章说氟会致癌,是不是瓶装水就比自来水安全?

例:您要知道,大自然里有很多氟,江河湖海里也有氟,所以自来水里有氟是正常的。但是,一般来说,自来水里的氟很少,起不了预防蛀牙的作用,所以科学家们就在自来水里加入适量的氟。自来水加氟是有效预防蛀牙的最经济最有效的方法,这是得到世界公认的。至于您说的加氟自来水和癌症的因果关系,至今还没有任何证据。瓶装水的最大好处是方便、安全,但里面的氟和其他对人体健康有益的微量元素并不足够。

4. 有关牙科椅水管安全性的问题

问:听说牙科椅的水管里有细菌滋生,对身体健康不好,是真的吗?

例:您的顾虑是人之常情,任何一位牙科患者都希望治疗时进入自己口腔的东西都是安全的。我可以向您保证,我们诊所对患者的安全是严格把关的,绝对不会在执行法律法规和规章制度上有任何懈怠。我们在治疗时使用的水是瓶装水,每一位患者看完病以后我们会立即用干净水冲洗水管,我们还每天在下班前和上班后都认真冲洗水管。

5. 有关 X 线安全性的问题

问(1):我非照 X 线片不可吗?

例:是的。X 线照片的作用就是检查医师用肉眼看不到的、有怀疑的问题。您的问题发生在两个牙齿之间,我借助镜子也看不到,而拍摄 X 线片就能够确定那里是不是有蛀牙。及早发现和治疗蛀牙可以防止它对牙齿造成更加严重的破坏,使您免受更大的痛苦,也为您节省了将来治疗严重蛀牙可能要付出的大笔治疗费用。拍完 X 线片以后,我会和您一起看片子,我会告诉您在片子上看到的东西。

问(2):我不想拍 X 线片,因为 X 线对身体是有害的。

答:您不拍 X 线片,我就无法作出诊断,也就无法治疗了。

评:这样的回答应该是最后一招。即使到了这个时候,也可以换一种说法:我可以很坦率地告诉您,拍摄 X 线片是医师在诊断疾病过程中必不可少的一种方法。没有了它,我寸步难行。拍摄 X 线片对您的健康是绝对必要的。

例:我想,您是被一些不科学的说法蒙蔽了。拍摄这样一张 X 线片,您所接受的放射线大约只相当于在阳光下生活 5 天所接受的放射线。再说,医疗卫生监督部门还经常到诊所来检查我们的机器和工作条件,确保它们的安全性和有效性。不信,您可以看看最新的检测合格证书。拍摄 X 线片不但可以发现很早期很小的蛀牙,还能够发现许多更加严重的问题,甚至肿瘤。如果您因为害怕而拒绝拍摄 X 线片,就会错过发现和治疗疾病的最佳机会。

总　结

1. 在涉及诊治安全性的医患沟通中,医师要洞悉患者的真实意图。一般来说,患者希望以平等的地位与医师对话,他们关注自身安全不假,但他们更希望参与治疗计划的制订过程,自己决定自己的命运。

2. 为了让患者放心,沟通中应该:

(1) 强调患者的安全是医师的头等大事。

(2) 强调牙科治疗是为了恢复正常,而不是冒风险添麻烦。

(3) 比较各种治疗方案(包括不治疗)的利弊。

3. 比喻是沟通过程中的"催化剂"。但在涉及医疗危险的沟通中,只能就事论事,不要随意使用比喻法,与无关的事件(如驾驶等)或感觉上的危险相提并论。在患者的心目中,自身的安全是任何事情都无法比拟的。

4. 沟通中多用正面的统计数字,"成功率"产生的心理效应远好于"失败率"。

5. 当患者知道了治疗计划,觉得自己能够掌控治疗过程时,安全感就会增加。所以在制订治疗计划时一定要让患者参与,要提供可选择的不同方案。

6. 否定危险的存在往往会起副作用,正视和公开讨论危险倒反而能够消除忧虑。所以在沟通中不要回避,不要埋怨患者,不要嫌患者挑剔,要善用正确的方法克服和消除患者的恐惧心理。

收费,始终是困扰口腔诊所的头等大事。

患者到国家医院就诊,即使对收费有意见也不会以此为由而提出质疑,因为他们很清楚,收费标准是国家制定的,在没有掌握确切证据证明医院"乱收费"之前,试图在这个环节上与院方博弈,是不可能取胜的。但在进入私立性质的牙科诊所时,患者本能地意识到自己是诊所的衣食父母,不但摆脱了属于弱势群体的心理压抑,甚至连平日在生活和工作中积累下来的怨气也有着强烈的发泄冲动,而收费标准又是最容易成为拿来"说事"的缘由。在这种情况下,他们常常会提出一些具有强烈挑衅性的问题:

- 为什么你们的收费那么贵?
- 你们是怎么样制定收费标准的?
- 为什么你们不打折?
- 为什么你们不实行会员制……

在探讨医疗收费问题时,人们常会把注意力集中在阿拉伯数字高低这样的表面现象上,忽略了两个实质性的问题:一是患者对公平的认知;二是费用的治疗价值。在第一个问题上,患者想知道的是:你的收费是否公平合理?你在制定收费标准的时候是否恪守诚信等伦理学规范?你的收费是否做到一视同仁?我是否能够用少得多的费用在其他医师那里"买到"同样的医疗服务?在第二个问题上,患者想知道的是:这项治疗是否值那么多钱?我付出了这笔钱后是否能够"买到"相应的服务?为这样的治疗做出这样的投资是否明智?我的需求和期望是否与付出的金钱相符?

一、有关消费习性的研究

人类社会自出现商品交换以来,商品交换方式和人的消费习性也就成了经济学家们永恒的研究重点之一,因为它们与时代的进步是密不可分的。

马克思学说认为金钱是"万恶之源",我们的文化传统也提倡"视金钱如粪土"。西方有谚语:"有钱总比没钱好",中国人的圈子里也流行"钱不是万能的,但没有钱是万万不能的"的说法。由此可见,世上万物往往都存在着不同的看法,端视观察的角度和掌握的尺度。看待诊所收费也是如此,从阿拉伯数字来看,确实存在着高低之分,但不同的人有不同的感觉;即使同一个人,看待同样的数字,在不同的诊所就会有不同的感觉。诊所医师不应把注意力集中在阿拉伯数字上,而应该把患者的感受(perception)放在头等重要的地位。

不管社会如何演变,人在消费的时候总会有追求"价廉物美"的倾向,都希望用最低的付出得到最大的收益。以销售廉价商品著称的美国沃尔玛超市能够多年位居世界500强企业的榜首,就是人类这种消费习性的最好注脚。经济学家早就发现了消费者心理上存在着"一分钱的差别"(the penny gap),其延伸出来的意思是:只要免费,消费者的需求就会突然直线上升;而哪怕只收一分钱,需求也会大幅下降。《经济学人》杂志记者、《在线》杂志总编辑安德森(Chris Anderson)还对"免费"消费进行了深入探讨,他在《免费:一个基本价的未来》(*Free: The future of a Radical Price*)一文中指出,免费的东西很容易成为"成瘾性产品"(addictive product),而只要上了瘾,付出的隐性成本(hidden cost)可能大得惊人。他告诉我们,工于心计的商人看准了消费者仅仅看到免费的表面,没有认识到免费的本质,推出许多免费的服务和产品来请君入瓮。

美国牙科协会曾委托著名的民意调查机构盖洛普公司,对消费者进行了一次全国范围的调查,其中一个问题是:"假如在同一地区有两位牙科医师,您对他们的了解仅限于收费价格,您是否会选择价格比较低的医师?"结果显示,有47%的被访者给予肯定的答复,31%的被访者回答"否",还有22%的被访者表示"除价格外,还要做进一步的了解"。由此可见,即使在美国这样的发达国家,至少有将近 1/2 的人是很在意牙科诊所的收费标准的,当然也有 1/2 的人更看重治疗的质量和医师的态度等因素。

在调查那些没有接受过牙科诊治的人群时发现,收费高昂是他们不去牙科诊所的主要原因,其程度甚于对疼痛和诊治过程的恐惧(表 7-1)。

表 7-1　不看口腔医师的理由

患者的百分比（%）	不看口腔医师的理由
50	无力支付昂贵的费用
27	害怕
18	疼痛
5	不喜欢牙科医师

很有意思的是,在接受过牙科诊治的患者中,口腔医师普遍得到患者由衷的尊敬和爱戴,享有良好的声誉,得到很高的患者忠诚度。当问及这些患者更换口腔医师的原因时,90% 的患者表示是搬家后离原来的诊所比较远、不方便,当然也有医师和诊所的因素(表 7-2)。

表 7-2　更换口腔医师的理由

患者的百分比（%）	更换牙科医师的理由
76	医疗服务质量
62	与医师的关系
47	收费过高

由此可见,在已经接受过牙科诊治的患者中,对收费的看法就发生了显著改变。即使有一些患者会出于费用的因素而离开,但在大多数患者心目中,高质量的医疗服务和良好的医患关系是更重要的。

在关于牙科诊所收费合理性的调查中,40% 的患者认为收费标准属于“很好”或“好”,40% 的患者认为“公平”,20% 的患者则认为“差”。

麻省牙科学会在 1993 年做的民意调查还发现,大多数患者都认为洗牙和止痛的收费是最合理的(表 7-3)。

表7-3　患者认为收费公平的服务项目

认为收费公平的患者百分比（％）	服务项目
89	洗牙
82	止痛医疗
49	预防性医疗和补牙
21	其他保存医疗

盖洛普公司的调查还发现,购买牙科保险是人们接受牙科医疗的重要因素,因为他们的就诊率比没有购买牙科保险者高;有将近2/3的患者承认,他们会因保险赔付问题而寻觅更加"通融"、更加"好说话"的口腔医师;将近半数患者表示,牙科保险的条款是他们选择治疗计划时的决定性因素。

二、患者对医师的信任是关键

学者们在消费问题上的研究结果表明,消费者对价格差别的敏感反映出他们对价格公平性的关注。

每个人都想知道自己买东西时付出的金钱是否合理,无论他们买的是汽车还是电脑,缴付的是学费还是义齿费用。患者在收费问题上之所以会提出诸多质疑,除了希望得到优惠待遇外,更重要的是想澄清收费是否公平合理。由于患者缺乏牙科医疗的专业知识,没有足够的能力来评判牙科医疗收费的公平性和合理性,所以他们只能拿诊所和医师的服务水准作为参照物。换句话说,当诊所和医师取得了患者的认同和信任,诊所制订的收费标准和医师提供的医疗服务也就"自然而然"、"顺理成章"地被患者视为公平合理的了。

本书第四章已经讨论过建立患者信心的沟通方法,这里要讨论的是如何建立起患者对收费标准公平性的信心。在我国当前的大环境中,除了对牙科专业的无知外,道听途说、舆论误导、医务人员有悖伦理学的行为等因素都严重妨碍着患者建立起对诊所和医师的信任,绝不可低估它们的负面作用。

三、要有书面的收费标准

患者在判断收费标准或财务制度是否公平时,往往会先关注它们是否一视同仁。如果诊所有成文的收费标准和财务制度,患者对诊所的信任度就会比较高。我国的有关部门要求所有医疗机构把收费细目公示于众,可能是在特定历史条件下向人们表示自己公平公正的一种无奈之举。

实际上,医疗收费带有非常强的专业色彩,不是行业内的人是不可能真正读懂收费标准的。对诊所与收费有关的财务制度,感兴趣的患者也不会太多。但这并不意味着诊所可以省略这样的基础建设工作。所以在介绍诊所的小册子上、在寄发给新患者的欢迎信函中、在和患者沟通交流的过程中,医师和诊所工作人员应该强调诊所的这些制度,以示诊所的收费是有章可循的,不是随心所欲的。有的医师在遇到比较挑剔的患者时会出示诊所的财务制度,很有礼貌地请患者检查监督,化解剑拔弩张的气氛,收到很好的效果。

下面是某诊所向患者提供的财务制度,可供参考:

1. 原则

(1)节省牙科治疗费用的最佳途径是预防和问题初现时的高质量治疗。

(2)每一位就诊患者都应为所接受的医疗诊治服务缴付费用。

2. 付费方式

(1)在治疗开始之时以现金方式缴付全部费用者可享受九五折优惠。

(2)没有牙科保险的患者应在开始治疗之时缴付不少于 50% 的费用,剩余部分则应在治疗结束之前一次就诊时付清。

(3)没有按期缴付治疗费用者须额外支付 1.5% 的利息。

(4)本诊所接受银联、Master、Visa、American Express 信用卡付款。

(5)本诊所提供不同的付费方式,有关方式可向诊所经理了解,并做出具体安排。

3. 牙科权益

(1)本诊所为患者制订的治疗计划乃基于其口腔健康之所需,有可能不受患者购买之保险条例所限。

(2)任何牙科保险均有一定的局限性,我们很乐意就牙科保险条例与患者进行深入讨论,做出妥善安排。

(3)本诊所有责任协助患者填写牙科保险申报表,但并不提供获得赔付的担保。

(4)不同的牙科保险有不同的赔付额度,患者若对赔付额度不满,可向投保公司申诉,本诊所恕不承担此义务。

四、妥善处理一般和特殊

在收费问题上,患者既希望诊所做到公平合理,不要随行就市,但又常抱得到特殊待遇的侥幸心理。所以在沟通的时候,应该用"我们的制度是"和"所有的患者都应该"之类的话来强调诊所的制度和标准,让患者有所了解,避免产生"被误导"、"被欺骗"的感觉。但是针对具体情况,必要时又可以说"我们的财务制度是……但考虑到您的特殊情况,我可以给予特殊照顾。我不想看到您的健康问题受经济因素的干扰和影响"。

五、将治疗和付款的讨论适度分开

有的诊所安排专职人员负责和患者讨论有关价格、制度、优惠、付款方式等与费用有关的问题,医师只和患者讨论检查、诊断和治疗等专业问题。这种模式的利弊,见仁见智。的确,大多数患者都认为治疗和收费是密切相连的,很难把它们截然分开,只愿意和医师讨论收费问题。但对一些高档诊所来说,在实际操作过程中可以将它们适度分开,让医师摆脱经济因素对专业行为的影响,提高患者对口腔健康价值的认识。所谓"适度",关键在于时机和方式,这是医师面临的一大挑战,没有"放之四海而皆准"的方程式,需要反复揣摩、试探。

六、解释说明要清楚准确

对不明白的事情不信任,乃人之常情。面对错综复杂的专业词语时,患者很自然会产生"严防圈套"的警觉,这是接受治疗计划的一大障碍。所以向患者介绍治疗计划的时候,要讲清楚每项治疗的必要性、治疗的具体内容步骤、各项治疗的收费数额,要注意以下事项:

1. 沟通之前,先介绍总的轮廓,让患者有个初步印象。
2. 讲解时先讲最重要的内容,最后再强调一次,加深印象,以免遗忘。

3. 使用简短的语句。

4. 尽可能使用普通人熟悉的词语。

5. 对比较生疏的名词给予适当的解释。

6. 着重讲解关键性的部分。

7. 最后,对讲解过的内容做提纲挈领的总结。

沟通过程中,患者最关心的是具体的金额,因为大多数人都会把收费金额当做决定性因素,所以医师应该掌握沟通的主动权,不要让患者牵着鼻子走。

七、宽容患者的市场调查

患者走访多处医疗机构比较收费信息是合情合理、无可厚非的。商家派人做市场调查的一项重要内容就是收集同类商品在不同网点的价格,中国的祖训就教导人们在买东西之前要"货比三家"。用现代观点来看,消费者在收费上对公平性的追求是市场健康的表现,值得提倡鼓励。退一万步来说,要比对价格的患者不会因为医师的阻挠而放弃,不愿到处收集价格信息的患者也不会因为医师的鼓励而改变初衷。与其这样,医师对患者的市场调查持宽容的态度实乃明智之举。

由于患者对医疗专业的认知极其有限,很容易被一些表面的现象所迷惑。对此,医师既要对患者的市场调查持宽容的态度,更要用妥善的方式发挥正确的引导作用。有的医师是这样说的:"既然您对我们的收费不那么放心,不妨多走几个诊所,比较比较我们的收费以及在服务上的差别,看看我们的收费是不是与我们在医疗上花费的时间精力,使用的设备材料、效果的长短优劣,还有全方位的服务质量相称。在我看来,花钱治病和购买商品是不一样的,治病的过程包括了你我之间的了解、配合、互动,和您从前的身体状况有关,和今后的健康有关,还可能和您的家人有关。所以历来我不主张单单看钱多钱少。"在知道患者已经做了一些调查后,有的医师是这样说的:"看来,您已经做了不少调查工作,掌握了许多数据。我希望您不但比较阿拉伯数字,还了解每项治疗的意义,哪里的治疗值得信赖、哪里的关系值得长期维持下去,作出明智的判断,不要因小失大。我接待过不少在别的地方接受过治疗的患者,他们开始的时候没花多少钱,但受了一肚子气不说,出了问题还没处去说。所以,我一向主张对自己的健康要慎之又慎。"

八、患者对牙科治疗价值之认识是难点

从专业的角度来讲,牙科治疗之价值体现在生活质量上,而不是体现在价格上。对此,别说患者,就连医师也常常会迷失方向。说得轻一点,这是医学教育和医疗行为的最大失误;说得重一点,这是整个社会舆论的误导和价值观的迷乱,医学只不过是其中的一个部分而已。

患者的社会背景千差万别,对问题的看法和感受也有天渊之别。有的患者关心的是在诊所是否能够得到公平的价格待遇,有的患者则注重诊所提供的治疗和服务是否与收取的价格等值。所以,当患者说"这个治疗太贵了",或质问"为什么你们的价格比别人高"的时候,其真实含义可能是"这个价格相对于其价值来说是太高了"。也就是说,问题不在于价格本身,而在于价格与需求和欲望的满足之间存在着差距。在这种情况下,医患沟通的关键就不应该放在价格的下降,而应该设法提高患者对治疗价值的认知程度。

许多医师在营销的时候以"价格低廉"来吸引患者,却没有对价格的杀伤力给予足够的重视。有一些患者只把眼睛盯着价格高低的变化,在追逐低价的过程中取得心理上的满足,不存在对诊所的忠诚。也有一些患者关心的是医疗服务质量及和谐融洽的医患关系,非常珍惜和诊所建立起来的信任和友谊。值得注意的是,更多的患者处于上述两种极端之间,总在摇摆不定。我们的责任应该是引导他们向后一种倾向移动,而不是用低廉的价格来误导他们。一个健康有序的市场应该让消费者认识到自己的真实需求,理解价格和价值之间的正确关系,不应该鼓吹和推动价格的主导作用。医疗服务事关人的健康生命,我们有着义不容辞的责任让患者摆脱价格的摆布。在提高患者对口腔健康价值的认识时要注意以下事项。

九、让患者明白问题的严重性

口腔疾病多不危及生命,少伴全身症状,所以患者常不以为然。既然如

此,患者也就不相信他们有必要接受治疗,不相信有必要在治疗上花这笔钱。所以,医师对病况的陈述非常重要。这个时候,医师应该拿出证据来说明他们的问题之严重性,这些证据包括 X 线片、临床照片、模型等资料。大量实例证明,内镜形成的图像具有更强的说服力。眼见为实,通过观察自己的口腔表现,再和健康的图像对比,患者就会对自己的口腔状况有一个直观和真实的概念。

十、比较治疗价格和治疗效果

在和患者进行有关价格的沟通时,医师必须要把治疗的效果告诉患者。讲述治疗效果时不要局限在牙齿上,应该延伸到生活的质量,如功能、外貌、形象、全身健康等。有的医师通过比较国人和西方人的照片,说明东西方文化在口腔和牙齿健康方面的差异,并将之提高到文明的层面诠释,对患者有较强的说服力。

在比较治疗价格和治疗效果的时候,不要忘记治疗会带来的远期效果。必须让患者明白,对健康和生命来说,预防和及早治疗永远是一本万利的投资。

十一、提供多种支付方式

在缴付治疗费用问题上,医师如能提供多种支付方式供患者选择,患者对治疗计划的接受程度就会大大提高。

在和患者讨论"钱"的问题时,有些表达方式会起到不同的作用(表 7-4)。

表 7-4　不同的表达方式

不妥的表达方式	比较好的表达方式
您愿意付多少钱	您是用现金结账,还是用信用卡结账
您是不是同意支付保险公司不承担的部分	您的治疗费用是 1520 元,保险公司将承担其中的 1050 元,其余的 470 元,您可以在下一次来看病的时候缴付
您想用哪一种付款方式	我们诊所为患者设计了三种不同的付款方式,您看看,哪一种最适合您的具体情况

十二、诊所收费的折扣问题

任何一种商业行为都离不开"打折",这种方式既可以吸引消费者的关注率,增加商品销量,同时又是竞争中最具"杀伤力"的武器之一。近年来,牙科诊所越开越多,但同质化现象格外显著,各自的核心特色不明显,所以"价格战"也就愈演愈烈。对此,诊所业内怨声连天,患者也"雾里看花",无所适从。

可是医疗服务与普通商品及普通消费不同,其品质好坏直接与人的健康生命相关。自古以来,古今中外,都有"医院是不可以讨价还价的地方"之说。一个好的治疗计划及其实施,是口腔医师经年累月的知识积累,是高度紧张的精雕细刻,还有面对医疗风险时的从容不迫和战战兢兢。患者提出打折要求,是因为他们对医疗服务与普通商业行为的区别认识不足,想当然地认为"酒楼吃饭可以打折,诊所看病也应该打折"。诊所之所以推出打折,原因不外:①患者少,入不敷出,迫于无奈,希望通过打折这种"薄利多销"的方式来摆脱困境;②医师自信心不足,跟风随大流,以求讨好患者,挽留患者。可是,要问口腔医师,赞同打折者肯定是寥寥无几。

现在,口腔医师和患者就医疗收费问题沟通的难度越来越大,"洽谈师"也就在一些诊所应运而生了。按照设计,这些洽谈师专职与患者讨论与医疗收费有关的事情,美其名曰让医师专心致志看病,摆脱"讲钱"的尴尬,实为诊所经营者增加收入的"锦囊妙计"。对此,医师千万不要麻痹大意,高枕无忧,因为患者是不会把医师的医疗服务和收费截然分开的,他们对收费的怨气,最终还是会归结到医师身上,而不是洽谈师。

遇到患者要求打折的时候,医师应该认真分析,区别对待:①假如患者的实际支付能力有限,应该建议患者选择价格适中的治疗计划,不要勉强,千万不要想方设法地诱导患者,以免引起医患纠纷;②如果患者对治疗目的和具体计划还缺乏清晰和全面的理解,应该耐心细致地向患者作深入讨论,消除患者的疑虑;③有些患者分不清医疗服务和普通商业服务的本质,需要在这方面加以说明,提高患者的健康意识;④对只看价格不顾其他的患者,最好放弃,建议他们另觅医院。

十三、常见的问题和回答

1. 有关收费标准的问题

问（1）：请问你们补牙收多少钱？

答：很抱歉，在医师检查和制订治疗计划之前，我无法告诉您具体的费用。

评：类似这样的问题是诊所几乎每天都会遇到的，虽然简单，回答起来却也相当棘手。在和患者沟通交流的时候，我们必须遵循这样一个原则：治疗费用的确定是以治疗需求为基础的，而临床治疗的需求必须根据详细认真的检查结果来确定。在没有准确掌握患者的病情之前就确定治疗费用，犹如在商场面对品牌、技术参数和价格各不相同的电视机无从下手。另外，上述答复包含这样的意思：既然你对牙科毫无认识，为什么不让专家来为你做决定呢？原则是对的，但在语气语调上大有斟酌余地。

例：不好意思，我对您的情况不很了解，所以只能告诉您，我们诊所补牙的收费是从 ×× 元（最高价格）到 ×× 元（最低价格）。因为每个患者的情况和要求都有很大的差别，所以这个变化范围是相当大的。我们的医师会对患者的具体情况进行认真检查，仔细分析，然后和患者共同商量，找出最适合的治疗方法。您如果不放心，可以多咨询几个诊所，多收集一些信息。但是，我建议您在做决定的时候不要只看价格，因为事关自己的身体健康。除了价格外，补牙使用的材料、医师的职业道德和技术水平、诊所的服务质量等因素都应该考虑在内。如果您想对我们诊所有更多的了解，我可以给您一些资料，作为参考。

问（2）：我上一次补牙没有这么贵呀？！

答：我们的收费标准不是一成不变的，治疗时间不同、使用的材料不同、治疗的难度不同，收费就不可能完全一样。

评：这样的回答丝毫没有反映出诊所的医疗服务质量水平。在回答患者问题的时候，有的医师甚至把诊所的其他支出、政府部门收取的费用等也一一罗列出来，以此说明收费中的成本比例。实际上，大家都知道医师的收入在社会上是名列前茅的，所以在回答患者问题的时候不要否认或回避这个事实,患者也不会对医师的诉苦表示同情和怜悯,而应该强调患者的投资回报。

例1):我们的收费标准是根据我们所能提供的医疗服务质量来制订的,我们选用的材料是最好的,我们在消毒灭菌程序上使用的设备材料也是最可靠的。再说,我们为您制订的治疗计划是经过认真检查、全面考虑、反复比较、仔细斟酌的(然后和患者讨论治疗的效果,如面容改变、言语清晰、进食舒适等)。

例2):您要知道,医疗收费多少是根据服务质量、技术水平、判断能力以及花费的时间计算出来的。这是整个治疗计划包括的内容和各项治疗费用的详细说明,如果您不介意,我可以逐项给您解释(然后逐一解释治疗的内容,比较费用和治疗效果)。

问(3):我几年前补过牙,没有这么贵呀?!

例:是啊,这个世界,样样东西都在涨价。您听说过"通货膨胀"这四个字吧,它就是用来表示整个国家的商品价格变化的。从理论上讲,牙科医疗收费价格的上涨幅度应该和其他商品和服务的涨幅一样,和通货膨胀的比例一致。据统计,国际市场上的牙科材料年平均涨价大概在5%左右,中国的牙科材料基本上都是进口的,涨幅就不止5%了。再说,和别的医疗费用上涨幅度相比,牙科医疗收费价格的上涨幅度还算是比较小的,因为牙科医疗收费中人力资源成本所占的比例比较大。为了减轻患者的负担,我们诊所已经尽了很大努力来控制设备材料部分费用的上涨。再说,现在牙科医疗使用的新材料和新技术是从前根本无法比拟的,几年前根本就没有数字化X线机,没有和牙齿颜色一样的补牙材料等,这些新材料新技术都是很贵的,再按从前的标准收费,您就不可能亲身体验它们的优越性了。

问(4):为什么做个烤瓷冠会这么贵?

答:是啊,付钱的人永远都嫌多的。

评:这个回答似乎是想对患者的感受表示肯定,但却不经意地否定了自己的价格合理性。当患者对收费有看法的时候,最好的办法是向患者说明价格背后的价值。讲价值,就是要让患者知道支付这笔钱的理由,他得到的是非常有价值的东西。

例:我很明白,这笔投资不是一个小数目,谁都会想确定花了钱所得到的结果的价值。您是觉得收费太高,还是目前难以承受这样的支出?

（倘若患者在经济上没有问题，但不知道花这笔钱是否值得）谢谢您这么坦诚地把您的想法告诉我。我想，为了保护您的权益，最好的办法就是把治疗的好处和不治疗可能出现的情况告诉您，权衡利弊，作出明智的选择……

问（5）：我先生的口腔医师做一个烤瓷冠没那么贵，您的收费为什么会那么高呢？

例：您这个问题提得好。谁都希望物有所值，这是人之常情。表面上看，所有烤瓷冠都是一样的。实际上，不是内行的人，真不会知道里面有那么多细微的差别。最明显的差别就是选用的材料和负责加工的技工的水平，其次还有治疗过程使用的工具和材料，还有更加不容易鉴别的因素，譬如医师的资历水平、诊所的整体服务质量等。我们这个诊所向广大公众做出的庄严承诺是：让患者得到和价格相符的医疗服务。所以我们在技术上精益求精，在服务上尽善尽美，我们确保做出来的烤瓷冠在形态、颜色、光泽等方面都达到"以假乱真"的地步，我们也用自己的实际行动让患者在诊所内有"宾至如归"的感觉。虽然价高不一定会买到好东西，但我相信您肯定知道"便宜没好货"这句话。我们非常珍惜诊所的声誉，对自己的承诺是高度负责任的。

问（6）：这样的价格，我接受不了。

例：我知道，对大多数人来说，这个费用都不是一个小数，做这样的决定是不容易的。但我更加相信，您是不会把金钱看得比自己的身体健康更重要的。在身体健康的问题上，最基本的道理是预防重于治疗，有病就要早治，越早越好。对不很严重的问题，许多人都会不以为然，或者心存侥幸。对此，我虽然无法预测将来，但可以肯定的是，假如病情继续发展，不但给您的生活和工作带来不便，而且治疗的时间会更长，对身体的损害更大，您遭受的痛苦更深，付出的费用更多。医师的责任是治病救人，协助患者免除痛苦，保持健康。假如患者因为费用的问题而放弃治疗，这是和我们的职业道德背道而驰的，会令我们有失职之感。您可不可以把为难之处说出来，我们商量商量，看看能不能找到一些变通的办法。

2. 有关收费价值的问题

问（1）：王医师从来不看我的牙龈，可不可以换个医师给我？

评：遇到这种情况，最好的办法是直接和该医师联系，请他特别注意一下这位患者的牙龈状况，绝对不要对医师的临床操作妄加评论。很可能，这位牙科医师已经严格按照操作程序检查了患者的牙龈牙周,只是没有发现阳性体征,没有告诉患者而已。有许多医师业务娴熟,经验丰富,但却拙于言谈,错失了许多和患者建立密切关系的机会。听到患者抱怨"××医师什么也没做",前台接待员就有责任提醒这位医师,必须在沟通交流上下功夫了。许多诊所都格外重视前台这个岗位,原因之一就是他们能够提供非常重要的信息。

例:我想,您可能是怀疑或者不相信王医师的水平和能力吧,对吗?您尽可放心,在我们诊所工作的医师都是经过精挑细选的,他们不但水平高,能力强,而且在工作中绝对严格遵循科学的规范,不会出现那样低级的纰漏的。最大的可能是他只告诉了您哪些地方有问题,牙龈没有问题,他也就没有告诉您,引起您不安。谢谢您的提醒,我会转告王医师,让他今后在和您沟通的时候注意些。当然,假如您坚持要换医师,我也会尊重您的选择的。

问(2):别的诊所做检查都不收费,为什么你们要收检查费?

例:您到国家医院看病,是不是要交挂号费?实际上,这只是叫法不同。医师为患者看病包括很多个环节,检查是第一步。在我们诊所,医师除了详细了解您的口腔健康状况和全身健康状况外,还要全面认真检查您的牙齿、牙龈、口腔的其他软组织和硬组织,这就和西医为患者照 X 线和验血、中医的望闻问切一样。在这样的检查里,使用的设备、仪器、材料还只是小菜一碟,最重要的是医师运用自己多年积累下来的知识、经验和技术,这些才是无价之宝。经过检查,我们会为您建立一份完整的口腔健康档案,并加以妥善保存,您就不必自己保存携带。这份档案资料不会丢失,不会损坏,对外人绝对保密,您自己则可以随时查阅(如诊所有条件,还可以向患者提供上网查阅和提供档案光碟之类的服务,同时让患者知道,这种做法是和国际接轨的)。必要的时候,这份档案资料会对您的生活和工作发挥不可估量的作用。您不了解检查费所包括的丰富内涵,提出这样的质疑是完全应该的。我相信,您的亲友们也会有类似的疑问,麻烦您在方便的时候也把这个道理告诉他们,我会感激不尽的。

问(3):你们诊所有没有向老年人提供的优惠呢?

例:有的,我们每年都响应政府的号召,积极参加爱牙日和其他慈善性质的活动,为老年人和有困难的人做一点力所能及的事情。假如您有兴趣,请把联系电话留下来,有机会的时候,我们会提前告诉您的。

(假如患者要求立即兑现这样的优惠)从人道主义的角度来讲,老年人应该得到更多的社会照顾。但是,即使在发达的西方国家,政府提供比较完善的医疗保障,照顾老年人的工作也是由某些指定的牙科诊所来承担的。我们是民营诊所,在财政方面得不到国家的支持,税收和各种费用的负担相当沉重,即使想在医疗保障上有所作为,也是心有余而力不足,希望您能够理解。

问(4):麻烦你在发票上写我爱人的名字,他可以报销。

请你把镶牙的费用写成补牙,我们的会计说这样就可以报销。

例:对不起,我不敢违反诊所的制度,希望您能够谅解。我知道有的诊所是这样做的,但是严格地讲,这种做法是不对的。偶尔为之,也可能什么事也没有,但万一被查出来就麻烦了,因为这属于欺诈行为,是要被卫生局处罚的。这绝不是说说而已,是确有先例的。最要紧的是,这种做法是不符合我们的职业操守和专业伦理规范的,和我们做人做事的信用原则背道而驰的。在我们诊所,这些原则和规范是必须遵守的,没有任何讨价还价的余地的。

问(5):张医师又换车了吧,他肯定赚钱不少。

评:患者对诊所的评估不同,实乃正常现象。但是,这些看法有时是相互矛盾的。他们看到医师开好车,就会联想到他的技术好、患者多、收入高,但也会把此和治疗收费联系起来。他们希望诊所环境舒适,但看到新的装修后又会不由自主地想到烤瓷冠要涨价了。所以,听到此类言谈,一方面要肯定患者的正面印象,另一方面要巧妙地对冲患者的负面感觉。特别要留意的是,千万不要直截了当地否定他们对收费的看法,许多事情是越描越黑的。

例:谢谢,您真仔细。张医师的收入比较高,主要是因为他学识好、水平高,但更重要的是有像您这样的患者的支持。患者欣赏张医师的技术和服务,给了他比较多的机会,要不然,张医师也就只能够还是开他的老爷车了。正因为如此,我们就更加要把你们这些衣食父母伺候好了。

问(6):我们公司已经替我买了医疗保险,为什么还要付费?

答1):看来,您对医疗保险中的牙科保险部分还不是很了解。您享受的牙科医疗保险只是医疗保险中的一部分,这部分的费用是由保险公司和患者共同承担的。您放心吧,我们不会乱收多收的。

评1):这样的回答听起来没有任何不对的地方,但由于缺乏强有力的证据,很难让患者信服。此外,在医患沟通中,应该尽可能不提患者在财务上的责任,因为患者在这个问题上比较敏感,很容易在心理上产生抵触情绪。

答2):您有牙科保险?您真幸运。但是您要知道,牙科保险大多不会为您支付所有的牙科医疗费用,它只是在需要的时候助您一臂之力。

评2):一般情况下,医护人员应尽量不要触及"运气"这个话题。当今社会,觉得自己"运气好"的人不多,而且都不愿意显露,倒反而多数人都会认为自己不如别人。再说,这样的回答很可能令患者产生医师和保险公司"串通一气"的联想,认为医护人员也"只是在需要的时候"才提供帮助,而且不是全力以赴,仅仅是"一臂之力"而已。在回答患者的问题时必须牢记和坚持这样的原则:和患者形成利益共同体,为患者提供最优质的口腔医疗服务。

例1):您的问题提得好。保护患者应有的权益也是我们诊所的基本原则。首先,您要知道,我们诊所的收费标准是固定的,不会因为患者有保险就多收,没有保险就少收。其次,您也要了解,牙科医疗保险有很多种类,大多数的险种是部分赔付,只有少数险种是全额赔付的。我们国家的保险业发展得很快,变化很大,而我们诊所又没有足够的人力来协调和处理这方面的问题,所以还没有和保险公司建立起业务往来。但是,我们会竭尽全力帮助患者填写保险申报表,最大限度地保护患者的权益。至于您在牙科医疗上享有哪些权益,我建议您直接咨询贵公司的人力资源部门。

例2):真不好意思。看来,您还没有完全清楚自己在牙科医疗方面的权益。您看,根据规定,不管您在牙科医疗上用了多少钱,保险公司赔付的最高限额是400元。我们诊所的宗旨是最大限度地保护患者的权益,所以我们会仔细研究您可以享受哪些治疗项目和多少比例的保险。您也最好对自己在牙科方面的权益做进一步的了解,珍惜自己的身体健康。

问(7):为什么保险公司总是说你们诊所的收费太高?

例:保险公司讲出这样的话是很不负责任的。牙科诊所是医疗机构,我们历来都把患者的身体健康放在头等重要的位置,这是我们的职业道德和专业伦理规范。保险公司是商业实体,在商言商,他们的最高原则是为股东赚取尽可能多的利润。您是患者,维护自己的权益是人之常情,理所当然。您看,既然三方的利益并不完全一致,产生一些矛盾是完全可以理解的。我想,在这种情况下,大家应该相互协调,而不是指责任何一方,否则就会把事情越弄越复杂。关系处理好了,最终受益的是患者;把关系搞僵了,最终受损的也是患者。所以,我建议您先冷静下来,好好想想,不要感情用事。

（如有可能,可向患者提供更多资讯）牙科保险有很多种,有的赔付多,有的赔付少。通常,缴付保费比较多就可以享受赔付比较多的险种,保险公司得到的利润也比较高。但是作为诊所,我们制订治疗计划是以患者的病情为根据的,绝对不会因为患者购买了赔付多的险种就提供比较好的服务。在这一点上,我们和保险公司的区别是显而易见的。

问（8）:保险公司会支付窝沟封闭的费用吗?

例: 您的问题问到点子上了! 窝沟封闭是一种预防性治疗,能够非常有效地保护小孩子的牙齿。可惜有的保险条例并不承担窝沟封闭的费用,我也不理解其中的原因。您可以问问贵公司的人力资源部门,看看您的牙科保险中有没有包括窝沟封闭。我这里有一些关于窝沟封闭的资料,您可以带回去,万一您的牙科保险没有这项内容,不妨让决策的人看看,请他们再考虑考虑。

问（9）:你们诊所为什么不接受医保?

答: 如果接受医保,我们就不得不按照规定的项目和价格收费,也就不可能向患者提供高质量的医疗服务了。

评: 这样的回答是危险的。因为它把医保和高质量的医疗服务对立起来,这在法律上是有一定风险的。此外,它还包含着这样的意思,即医师只能在高收费条件下才可能提供高质量的医疗服务,这会引起患者的对立情绪。

例: 许多有医保的患者都提出过您这样的问题,我完全理解你们的心理。但是从医师的角度来看,我始终认为,患者的治疗应该从实际的需求出发,治疗计划的制订应该是患者和医师之间的事情,这些事情不应该受医保的约束。我希望您能够理解,我完全没有贬低或否定医保的意思,我只是说,您在我们诊所得到的医疗服务是不会受医疗条例的约束的。

问（10）:我很乐意在你们的诊所看病,可惜你们不接受医保,我也就只好放弃了。

评: 在回答此类问题的时候,同样要遵循上面提及的原则,即不要把收费问题与医疗服务质量联系起来。相反,需要强调的是医疗行为中的职业道德、专业伦理、牙科医疗的便利性及连续性等属性,以及业已建立起来的医患信任。当然,还应该让患者知道诊所的诚意,绝不会歧视那些咨询其他医疗机构或在其他医疗机构就诊的患者。

例：谢谢您对我们诊所的信任，我们历来都把医患之间的理解和信任看成是自己的生命线。为了对您负责，我建议您好好看看医保的细则，了解清楚自己应该享有的权益。另外，在选择看病的地方时，要综合考虑那里的医疗水平、服务态度、方便程度等因素。口腔健康是身体健康的一个部分，千万不要太随意，不要以收费价格作为取舍标准。我在这个行业内摸爬滚打多年，比您认识的人多一些，知道的事情多一些，我可以负责任地说，绝大多数医师和诊所都是很好的，都有各自的特色，您大可不必顾虑。最后顺便说一下，即使您不来看病，我们还是朋友，假如您以后还想回来找我看病，我也会一如既往，不胜欢迎。

问（11）：什么叫做"爽约费"呀，什么情况下要交付"爽约费"？

评：所谓"爽约费"就是针对患者不通知诊所，不按预约就诊而收取的一种惩罚性费用。其实，收取"爽约费"的目的不是要弥补诊所在这个时段的损失，而是警示患者，防止今后再次发生类似情况。据报道，有的高级餐厅采用预订餐桌需付押金的做法后基本上杜绝了预订不来的损失。

假如诊所有这样的制度，务必要事先告诉患者，或在介绍诊所的小册子上说明，或在致新患者的欢迎信函中提及。诊所有责任告诉患者：他们若无法按时就诊，应该提前 24 小时通知诊所，否则将在下一次就诊时象征性地交付诊所在准备工作上的损失。

说实在的，这种做法只是起警示作用，真正付诸实行的情况非常少，许多诊所都授权接待员在执行这项规定时可以根据具体情况灵活掌握。例如，一位忠诚患者没有按时就诊，事后她打来电话说明是因为孩子得了急病，接待员可以安慰她："不要紧的。您先照顾好孩子吧，但愿他早日康复。我把您的预约推迟到下礼拜三上午 10 点钟可以吗？"

例：我这样简单地说吧，"爽约费"就是告诉那些没有按照预约的时间来看病，又没有通知我们的患者，我们为接待他而做好的准备工作都浪费了。俗话说，时间就是金钱，时间就是生命。我们的预约制度不但是为了提高我们的时间利用率，也是让您的工作更有效率。医患双方应该是平等的，我们珍惜您的宝贵时间，您也应该同样珍惜医师的时间，对吗？

技 巧 总 结

1. 让患者对收费标准的公平性有信心

（1）制订收费标准和实施细则,用新患者欢迎信函和介绍诊所的小册子的形式向患者做简单介绍,准备好供患者查阅的文本。

（2）在制订治疗计划前把费用和相关制度告诉患者。

（3）把治疗计划的讨论和付费的讨论分开进行。

（4）向患者提供书面的治疗计划,包括各项收费的明细和总计。

（5）不要批评患者就收费标准从其他诊所收集信息并进行比较的做法。

2. 提高患者对治疗价值的认知

（1）详细而清晰地解释患者口腔状况的严重性及其对口腔健康、全身健康和生命质量的影响。

（2）向患者说明治疗带来的功能上、外貌上和健康上的好处。

（3）向患者说明及早治疗会带来财务上的长远好处。

（4）通过财务安排使付款一事变得切实可行。

第八章

如何提高患者的口腔健康价值观

据调查,美国患者对口腔医师提出的治疗计划只有60％的接受度,也就是说,每10个患者中有4个在不同程度上拒绝了口腔医师为他们精心制订的治疗计划。

我们在日常工作中经常会听到患者这样说:"我很忙,没时间。""为什么我不痛也要治疗?""如果不治疗又会怎么样?""为什么要来那么多次?""我只要补牙,别让我做那么多治疗。""我爸爸妈妈早就把牙齿都拔光了,我也干脆都拔了吧。"……

从理论上来讲,医师是根据医学原理以及患者的具体病情来制订治疗计划的,是"度身定做"的,对患者是只有好处而不会有坏处的。也就是说,只要按医师的话去做,患者就可以吃得好、讲得好、笑得好。再引申得远一点说,治疗还维护了患者的健康,甚至挽救了患者的生命。

我们从开始接受口腔医学专业教育开始,就坚定不移地确立了这样的信念:医师是为患者着想的,充分考虑患者的利益是医师的职责。事实上,我们也确实是这么做的。所以,我们都自然而然地觉得,患者对我(医师)应该言听计从。

但是现实并非如此。那么,为什么事与愿违,患者会说"不"呢?是他们对口腔医学一无所知?是他们对自己的口腔疾病毫不在意?是因为他们太忙、健忘、懒惰等原因而无法按照治疗计划去做?

美国著名心理学家Herb Cohn告诉我们:想要说服对方,就应该让对方知道,你说的事情是符合对方的需求和欲望的,是有立竿见影的效果的。

从另外一个角度来讲,只有当患者接受了治疗计划,医师实施了治疗计划,诊所才会有收入有利润。可见,让患者接受医师提出的治疗计划是诊所运营的头等大事之一。

本章将讨论患者接受治疗计划的障碍,提供一些让患者说"是"的办法。

一、患者的抉择过程

对医师提出的治疗计划,患者的抉择过程可分为五个阶段:

(一)理解问题

这一步的关键在于消除患者在已经知道的、想知道的和需要知道的事情之间的差距。研究结果显示,对医师介绍的治疗计划,能够完整正确地理解的患者只占全部患者的15%。而且,在听懂的话语里,患者真正想获得的信息占多大比例还有着很大的差别。

(二)对照需求

国外的调查结果显示,大多数患者不会质疑口腔医师的诚信度,但他们会拿医师的建议和自己的实际需求(时间安排、收费高低等)做比对,经过认真考虑,找出共同点。所以,国外牙科患者对医师提出的治疗计划的接受程度比较高。我国的患者可能被"忽悠"怕了,大多数都会心存疑虑:"我的情况真的像医师所讲的那样吗?""真有那么严重吗?""医师想要'宰'我吧?!"他们多会采取拖延的办法,进行货比三家的市场调查。

(三)衡量价值

接下来,患者会考虑"值得不值得",其内容包括时间、金钱、体力等。人都有趋利避害的本能,在考量自身利益的时候,每个人都会变得异常精明,都会尽最大努力使"利"最大化,把"弊"降到最低限度。医师必须对人性在这个时候的表现有清醒的认识,站在患者的立场上,用患者的视角来观察,而不是用"师爷"的姿态训诫患者。

(四)建立自信

据调查,缺乏自信常常是妨碍患者接受治疗计划的重要原因。他们即使对医师的诚意、水平、能力等没有任何怀疑,但也因为自身的原因而在做决定的时候犹疑不决。我们常会听到患者这样讲："贴面是好,但我年纪那么大了,将就一下就行了"、"我那么忙,不可能为了做个桥而请那么多次假"、"做根管治疗就用了这么多钱,再花那么多钱做冠,还是算了吧"、"我有高血压,能承受得了种植手术吗"……许多医师不重视这些倾诉,没有伸出援手,错失良机。

(五) 采取行动

人都有相当大的惰性,想通了的事情,不见得会付诸行动,缺少的就是适当的外力推动。许多家长都非常重视孩子的教育,但他们却常常不去参加家长会;大家都非常认同环保,但很多人依然在制造大量垃圾。许多患者知道自己的牙齿不好,也知道治疗的好处和不治的坏处,但真正付诸行动的人却依然不多。不了解这一点,不想办法推动一下,就会功亏一篑。

上述五个过程可归纳总结如下(表 8-1):

表 8-1 患者的抉择过程

过程	患者的障碍	举例
理解问题	觉得医师提供的信息不合适、不清楚、难以理解	"这些牙齿早晚都要换的,干嘛还要补?"
对照需求	对自己的口腔健康状况、严重性和紧迫性不确定	"可不可以暂时不治?""我又没有痛,不治不行吗?"
建立自信	不认为自己能够在健康关护上有所作为	"我爸爸的牙齿就很不好,我的也好不到哪里去,治不治都无所谓。"
衡量价值	不确定在时间和金钱上是否值得	"我没时间。""为什么要来那么多次?""怎么那么贵?"
采取行动	因惰性使然,不愿接受治疗,不遵循日常护理指导	"太忙,忘了预约了。""用牙线太麻烦了。"

二、推动上述过程的技巧

(一) 理解问题

1. 清楚地表达 美国马萨诸塞州牙科协会在 1995 年做了一次专项调查,结果显示:虽然有高达 77% 的患者承认,口腔医师在和他们沟通时经常介

绍最新的牙科技术,但是效果依然不尽如人意:

(1) 不熟悉牙套、冠和根管治疗的患者有 21％。

(2) 不清楚牙龈治疗和桥的患者有 33％。

(3) 不了解粘接、贴面等美容治疗的患者有 42％。

(4) 不懂得牙齿美白或种植治疗的患者有 50％。

(5) 不知道现在的儿童患龋病几率远低于父母的患者有 33％。

　　由此可见,尽管口腔医师已经尽职尽责地向患者讲解了牙科医疗保健知识,但是效果并不理想,患者对牙科医疗依然一知半解。普林斯顿大学教育测试服务中心的调查也证实:近 1/4 的美国人理解不了职业招聘广告上的文字、难以判断两个物品在价格上的差别、看不懂地图上的十字路口、不清楚别人的提问之意思……医务工作者是一个特殊的群体,口腔医师又是这个群体中的一个特殊组成部分,我们常犯的错误是高估了非口腔专业人士对口腔健康的认知程度,更没有意识到,即使他们有了一定程度的认识,能够付诸行动者也不多。还有调查发现:尽管人人都知道健保问题与生命有关,匪夷所思的事实却是:对医师的告诫置若罔闻者多达 50％;不按医嘱服用药物的患者比例高达 30％以上!

　　市场调查发现,即使是像可口可乐这样知名的饮料,如果在广告宣传上的投入减少 1％,其销售收入就会降低 5％。我们也很清楚,用通俗易懂的话语向患者讲解口腔健康不是一件容易的事情,要改变人们的口腔卫生习惯绝不可能一蹴而就。有的诊所专门指派一位员工负责此项工作,讲解医师制订的治疗计划,宣讲口腔健康的基本常识,解答患者的问题,保持和患者的联系,收到了很好的效果。他们常用的沟通技巧有:

　　(1) 深入了解患者:对患者的口腔健康知识和口腔卫生习惯了解得越多,也就越能够有的放矢地消除患者的顾虑。

　　(2) 提供完整信息:有调查发现,口腔医师向患者提供信息的时间仅占整个诊治时间的 1/20。事关自己的身体健康,患者都有获取有关信息的强烈欲望,自己的疾病是怎么来的、有什么好办法可以根治、今后该如何预防等。遗憾的是,绝大多数口腔医师在实施诊治行为的过程中,错失了"灌输"信息的良机,没有意识到患者张着嘴不能讲话,是接受信息的最佳时机。

　　(3) 分清信息主次:有人说,医学是介于自然科学和社会科学之间的学问,与数理化不同。医学的每个主题都有多种可能,有诸种选择。所以在向非医学专业人士讲解医学知识的时候,不可能面面俱到,也就无需和盘托出。医师应该知道,沟通之目的在于让患者放心,明辨优劣,而先决条件是让患者"听得进去",所以要分清主次,重点突出,有的放矢。

(4)注重开头结尾:演讲的开头和结尾是听众印象最深的部分,是赢取听众的最重要的部分。所以医师应该把要向患者传递的信息放在讲话的开头,在结尾时加以强调。

(5)起头开门见山:专家建议,一开始就把要讲的内容概况告诉对方,让患者先有一个总体的认识。如:"您的治疗要分四步走",或"我先把您的病情告诉您,然后,我们再来讨论治疗计划。"

(6)句子短小精悍:人的聆听习性与阅读习性不同。阅读讲究文采,可以反复琢磨体会;聆听偏好通俗,能够从言煽情。所以,医师在讲话的时候要用短语,句子不要冗长,让患者一听就清楚。

(7)词语通俗易懂:沟通之目的在于相互理解,医患沟通要达成的目标是让患者懂得医师传递的信息,最好还能借助患者这个媒介,用他们自己的话语,在他们的圈子里广为传播。所以,医师应该使用简单的、患者熟悉的词句,让患者易懂易记。患者很少会要求医师解释在讲解过程中提及的医学术语,他们会按照自己的逻辑和思路来诠释医师提到的术语。中国人更有着于提问的传统,即使听不明白也"囫囵吞枣",别人问及时也"鹦鹉学舌"。

(8)善用强调重复:讲解内容必有轻重缓急,对重点要点,医师应根据患者的具体情况,在适当的时候,用适当的方法强调和重复,或提高声调,或缓速停顿。

(9)举例恰如其分:举例是一种非常有效的表达方式,它可使医师的讲解更具特性,更有趣,更易理解,更难忘。但医学沟通有其特殊性,在例子的选择上应特别注意患者的接受能力和伦理规范。一般来说,例子应该是正面的,不涉及当事人的。

(10)讲听比例适当:根据美国健康和人道服务研究所的一项研究结果,人在口头交流中只能够记住大约20%听到的东西,而自己讲过的事情却能够记住80%!所以,医师在和患者沟通的时候应该有意识地引导患者,让他们沿医师的思路,说医师想说的事情,甚至不厌其烦地重复,他们就能够记住最

有价值的东西了。经验表明,有些引导方式是比较有效的,可以经常使用的,如:

1)您可以详细一点讲讲自己的牙病吗?

2)您以前有过什么样的不舒服?

3)您觉得为什么会出现这样的症状的呢?

4)您觉得怎么样才能消除这样的症状呢?

5)我怕自己讲得不够清楚,麻烦您重复一下我交代过的事情好吗?

有一些表达方式则是应该尽量避免的(表8-2)。

表8-2　应避免的表达方式

避免使用的词类	原因	举例
比较词句	通过比较表达医师的意图时,容易引起患者的误解	比较小、比较多、比较长、比较快、常常、一会儿
致恐惧的词句	会引起患者焦虑不安	切割、针头、拔牙、钻洞
学术名词	非通俗易懂	银汞充填体、碳水化合物

2. 清楚地诠释　虽然我们每天都在和人沟通,但真正掌握诠释技巧的人并不多,医师也不例外。医患沟通中,由于双方在牙科资讯方面的不平等,患者往往难以理解医师提供的资讯。患者之不理解,往往不是因为其中包含了不熟悉的词句或复杂的概念,而是它们与人们的直觉相悖,与常人深信不疑的观念矛盾,如:

(1)牙科资讯是:虽然没有症状,可是您的牙周问题已经很严重了。

　患者的常识是:我不相信,因为我根本没有痛。

(2)牙科资讯是:使用牙线时有少量出血是正常的,应该持之以恒。

　患者的常识是:使用牙线时出血,说明牙龈受伤了,应暂停用牙线。

(3)牙科资讯是:孩子的蛀牙应该要及时治疗。

　患者的常识是:乳牙反正要换的,治了也没用。

(4)牙科资讯是:应该选用刷毛比较柔软的牙刷。

患者的常识是:硬毛牙刷清洁牙齿的效果更好。

遇到这种情况,大多数医师都习惯于打断患者的话,指出其错误,再把正确的专业意见告诉他。调查发现,患者对医师的这种反应很反感,他们对医师的这一举动一概理解为"你是错的,我是对的,你得听我的"。有了这样的抵触情绪,难免就会抱拒绝和对抗的态度。即使在理智上能够明辨正误,感情上也不愿意接受医师的指导。所以专家们建议:不要急于将对错的判断告诉患者,不要急于让患者改变观点,而应该耐心倾听患者的讲解,找出问题的症结,然后再循序渐进地向患者传递科学的结论。沟通成功的秘诀之一就是:对错的判断要让对方自己做,不要越俎代庖。中国人还有特别注重"面子"的文化传统,即使知道自己错了,宁可悄悄修正,也不愿意公开承认。

Katherine Rowan 教授以研究沟通著称,他多次用牙周病沟通为例来介绍有关的技巧。他发现,遇到固执地拒绝医师诊断的牙周病患者,沿如下路径与之沟通时常可收到明显的效果:

(1)首先,重复患者似事而非的说法,肯定其中的合理成分,如"是的。有症状就意味着有病,合情合理;没有症状却有病,往往不好理解。"这样的做法能够消除患者的戒备和抗拒心理,可以理解为"退一步,进两步"。如果一开始就指出患者的谬误,感情的对立就会导致沟通的失败。

(2)其次,利用患者比较熟悉的例子,说明患者的观点有误,如"牙周病和高血压糖尿病相似,它们早期通常是没有症状的,等到症状出现时,病情已经相当严重了"。在拆除了医患之间的藩篱之后,再婉转地指出患者在对疾病的理解和判断上的不足,并表示情有可原,患者就会比较容易接受医师的观点。

(3)最后,进一步向患者解释专业的概念理论,如"我这里有一些牙周病发展过程的图片,让我来解释给你听。"到了这个阶段,沟通是否奏效就在很大程度上取决于医师的科普才能了。

(二)对照需求和建立自信

在患者理解了医师的说明后,紧接着就要解决患者在需求问题上的错误观念了。具体来说,就要扭转患者"问题不大,不用治"的想法。

医患双方在治疗计划上取得共识之前,必须在对待疾病的态度上消除分歧。在家长坚信小孩子有蛀牙属正常情况时,他们是不会按照医师的建议去改变他们的孩子的饮食习惯,更不会着力去培养小孩子的口腔健康家庭护理习惯。

美国一位专门研究沟通的专家发现,当接收到医师发出的有关自己健康处于危险状态(如牙齿有问题)的信息后,患者的处理方式是有规律可循的:

第一步:分析权衡问题的性质

- 假如觉得问题不严重或与自己关系不大,患者就不再听医师讲解;
- 假如觉得问题严重或与自己关系密切,患者则会继续聆听。

第二步:分析权衡解决方法

- 假如认为自己有能力扭转局势,患者就会遵循医师建议,实施治疗计划;
- 假如认为自己无能为力或没有有效办法,患者就会因焦虑恐惧而否认、回避、犹豫等。

以吸烟者对戒烟的需求为例,尽管社会舆论都在宣传"吸烟有害健康",但若当事人并没有真正把它当成一个危及健康的问题,他就会自我安慰:"吸烟的人多了,患癌症的人毕竟是少数。"如果吸烟者目睹了某亲友因吸烟而罹患肺癌,他就会意识到问题之严重性,但还可能会抱有侥幸心理:"我会戒烟的,但要慢慢来,不能操之过急。"如果吸烟者已经身患呼吸道疾病,有过痛苦的经历,他就会感到恐惧,甚至绝望。

有鉴于此,专家们建议:医患沟通要从让患者正视问题的严重性开始,紧接着要提出有针对性的措施,并让患者认识到这些措施的有效性,提高患者对解决问题的自信心,付诸行动,予以配合。

1. 让患者了解自身问题的严重性

(1)证实牙病的存在:只有在确信自己患有牙病的时候,患者才有可能听得进医师的话,才会接受医师的建议。所以,医师向患者发出"您需要立即治疗"的警示必须与患者的口腔健康状况相符。俗话说"眼见为实",医师就应该让患者目睹病变的具体部位和异常表现,除了使用传统的口镜和 X 线片外,还可以充分利用数码相机、内镜、多媒体映像等现代技术。医师还应该以这些表现为基础,让患者理解疼痛、出血、过敏、肿胀等症状的来由。

(2)指出病症的严重后果:让患者目睹了病变和理解了病变与症状的关系之后,医师应该进一步指出它们的严重后果,如"拖延镶牙,旁边的牙齿就会向这个空隙倾斜移动,不但会影响您吃东西的效率、讲话的清晰度,还有可能发生面容改变。"

(3)指出当前的危险程度:许多患者常常缺乏医学常识,满足于"没有不舒服",对可能出现的严重后果或视若无睹,或心存侥幸。在这种情况下,医师可以直接进入主题:"也许您会说,我从未接受过治疗,不也没什么吗?可是您要知道,事物发展是从量变进入质变的,在量变阶段不采取措施,进入质变状态就要付出沉重的代价了。"也可以说:"您的口腔健康状况说明您在这方面的 IQ 很高。磨耗虽然是一个很常见的问题,但您的磨耗程度已经相当严重了,如果再不留意,它也有可能带来许多麻烦。所以我不能不提醒您,必须把它提到议事日程上来考虑。"

(4) 说明急需处理的理由:人都有一定程度的惰性,只有意识到自己的问题已经到了不宜拖延的时候才会认真对待,采取行动,设法解决。所以医师必须让患者认识到,问题已经到了"紧急关头",应该立即行动,不宜拖延;或者指出病情还在发展,剩下的时间已经不多了。

2. 让患者明白自己的能力和责任　现代医学的一个重要内容是彻底改变患者在医疗健保中的被动从属状态,充分发挥他们的主动性和积极性。这一点,正是"社会医学"的关键所在,也恰好是我们在实施医疗行为过程中最容易忽略的环节。

心理学家发现,患者在接受医师提出的治疗计划时的心态是:

- 我懂得问题的严重性;
- 我很清楚你的治疗计划是能够有效解决我的问题的;
- 我知道你有实施计划的能力;
- 我相信我有能力改变现状,我明白自己该做什么。

我们在医患沟通中往往只注意了前面 3 点,指出了患者的口腔问题、解释了特殊的治疗计划、强调了治疗的有效性。而事实证明,第 4 点才是最重要的,是患者接受治疗计划的一个前提。许多研究报告都指出,对自己能力的信心,是健康生活模式中最重要的指标。

(1) 唤醒患者的潜意识:在根深蒂固的传统观念中,治病从来就是医师的事情。但是,现代医学认为:消除大众心理上的障碍,调动他们的积极性,是医师义不容辞的责任。国外医师常对患者说"让我们一起努力,解决这个问题,恢复您的健康"。话很简单,是他们从医学院校的老师那里学来的,更是他们从老师的言传身教中领悟到个中的理念的。国内医师多用内因和外因的关系引导患者,有异曲同工之效:"您的全身健康状况很好,这是治愈牙周病的重要条件。我提供的牙周病专科医疗有很强的针对性,但也一定要得到您的配合。医疗医疗,有'医'也有'疗',有时,'疗'比'医'还重要。有了你的配合,疗效就会很明显的。"

（2）增强患者的自信心:医师必须尽力改变医患关系中患者的弱势地位:
"我知道您会做出明智决定的"、"我从来就对您充满信心"、"'治'已经接近
尾声,下面就是以'疗'为主了。我会把家庭护理工作的做法告诉您,让我们
一起努力,好吗？"。当患者缺乏信心时,最有效的办法是客观地指出改变现
状的难度,把有针对性的治疗方案告诉患者。有的时候,恰如其分的举例说明
会产生更好的效果:"我很理解您现在的心态。去年,有一位和您的病情很相
似的患者,虽然我们花了很多时间和精力,但效果相当不错,我们都很满意。"

（3）邀请患者参与决策:心理学家告诉我们:"参与比劝说更有效。"我们
不乏这样的经历:凡是自己亲自参与决策的工作,不但会更积极更有承诺,而
且会更维护其正义性和合理性。某知名作家说过:"假如没有参与整个过程,
人们往往会对其结果持怀疑态度。"其实,道理很简单,参与其中就容易达成
共识。政治家们也深知"参与是通过提案的最重要因素之一"的道理。为此,
医师应该斟酌向患者提供的信息内容,除了描述不同计划的治疗过程外,还
需要比较它们的优缺点,平等地和患者讨论。

（4）保护患者的自尊:在激发患者的能力、提高患者的责任心时,特别要
注意保护患者的自尊。受到歧视和逼迫时,产生抵触情绪和不合作的态度是
很自然的。所以,在医患沟通中,医师对下述做法保持高度警惕,尽力避免:

1）指责:不少医师在指出了患者口腔内存在的问题后就言不由衷地指责
患者:"我简直无法相信你的口腔健康状况如此糟糕。"更有甚者把患者的行
为提高到道德层面:"任何一位有责任心的家长都不会对自己孩子的口腔健
康如此掉以轻心。"

2）施加压力:有的医师没有耐心和患者沟通,往往在患者还没有明确表
态时就想当然地为他们作出决定:"这就是你的最佳选择,我会让前台小姐为
你安排具体的治疗时间。"更有少数医师为了达到自己的目的,会采用胁迫的
做法:"你要是不同意,这个牙齿就没救了,你看着办吧。"

（三）衡量价值

这个环节的关键在于让患者产生"不仅需要,而且要得到"的念想。

趋利避害是人的天性,面对医师提出的治疗建议,患者在做出取舍决定

之前都会非常精确地评估这些建议的利弊。对利弊的判断和衡量,每个人的标准都不一样,取决于各人不同的价值观。利大于弊,患者接受建议的可能性大,反之亦然。在患者进行价值衡量的过程中,医师应该因势利导,指出治疗建议的好处,消除患者对治疗建议的顾虑,帮助患者确立和巩固正确的口腔健康价值观。

1. 强调好处 专家们指出,"能用正面方式陈述的时候就不要用负面方式"是医患沟通中必须遵守的一个原则。强调好处的重点不在于治疗的本身,不在于计划如何正确完美、无懈可击,而在于治疗所带来的好处,在于它对患者生活质量的改善和提升。

表面上看,商业行为就是花钱购买产品和服务,但其本质是购买好处,如购买肥皂之实质是为了清洁卫生,肥皂的大小、颜色、包装并非关键;购买阿司匹林是想免除疼痛,与生产厂商和药品剂量关系不大。遇到缺牙患者,医师首先要强调的是治疗能够提高进食效率和改善面容。在尚未强烈意识到治疗所带来的好处之前,再适合的治疗方案都不会使患者动心。即使患者的求医目的非常明确,但由于医患双方在相关信息的掌控上绝对不平等,大多数患者对治疗计划所带来的好处缺乏足够的认识。我们常常批评国人对口腔健康的关注程度远不如美发沐足,着实与我们的文化传统和教育制度重"技"轻"道"有关,而我们在医疗行为中只关注具体的治疗措施,不注意口腔健康价值观的宣教也脱不了干系。在这方面,国外牙科健康宣教的理念和措施值得我们借鉴。

2. 化解不足 许多患者在面对医师提出的治疗计划时常常优柔寡断,究其原因,除费用考虑外,多与时间安排、方便程度、治疗不适等因素有关,下述对策可供参考:

(1)将不足因素最小化:如:"您如果觉得下礼拜三不方便,星期五的下午可以吗?我想您也许周末不会那么忙。"

(2)比较利弊(结论必须是利大于弊):如:"您知道,任何事情都是有得必有失的,关键是哪一方更大些。您来诊所参与治疗,花了不少时间,但牙齿好看多了,吃东西也方便多了,更重要的是,这表明您的文明素质上了一个层次。依我看,这样的投入太值得了。"

(3)警示不治疗将出现的"弊":如:"现在治疗,费用不多,痛苦不大。如果观望,幸免的可能性很小,而损失和痛苦将超出您的想象。两相比较,您一定会作出明智的选择的。"

（4）比较治疗的"弊"和不治疗的"弊":有的时候,这样的比较会产生意想不到的效果。如:"我知道您工作很忙,让您跑这么多次,确实给您带来了一些不便。但如果置之不理或拖延下去,您的牙病就会雪上加霜,到了那个时候,您就要遭受更大的痛苦,要花费更多的时间和金钱。现在的种种不便,还在您的控制范围之内,我真的不愿意看到您走到更加为难的境地。"

（四）采取行动

调查发现:患者对医师的嘱咐,基本执行者占 1/3,时听时不听者占 1/3,"阳奉阴违"者占 1/3。调查还发现:在"不听话"的患者中,70％以上是故意的。

患者之所以"不听话",往往是医师讲解不清楚、不具体。某矫正医师把一些橡皮圈交给患者,并叮嘱他"每天放一个新的橡皮圈上去"。就是因为没有交待放新的橡皮圈之前先把旧橡皮圈取下来,患者在三天后打电话来抱怨说无法再放橡皮圈上去,因为那个部位已经放了三个。我们不难发现,"好好保持口腔卫生"的说教之效果,远不如告诉患者"每天吃完早餐和晚餐之后一定要刷牙"。

1989 年美国旧金山大地震时,政府不是宣传要"确保用水",而是教市民"在浴缸里储水";不是号召大家要"保证足够的食物和营养",而是一天广播 5次"请不要忘记喝水、吃面包、吃水果"。

患者"不听话"的常见托词是"太难了"或"我忘了"。所以,医师在沟通中要用通俗易懂、生动有趣的语言。为了"化难为易",有的医师把治疗后的注意事项写出来,甚至做成带磁铁的塑料胶片,供患者贴在家用冰箱上起提醒作用,以防遗忘;还有的医师向患者提供设计新颖的牙刷、牙膏、牙线,或赠送有定时器的刷牙用水杯。因为人都有惰性,在改变习惯的时候都会不自觉地做出抵制行为,所以循序渐进,每次前进一小步,渐次累进,也不失为一种良法。有的家长就是用这种方法,慢慢增加孩子零食中无糖糖果的比例,最后完全取代了普通糖果。

患者还会以"这和我的习惯不一样"为理由而自行其是,置医师的嘱咐于不顾。人的惯性力量是很强大的,要改变业已形成的习惯是一件很不容易的事,而越是难以做到的事情,人们就往往越不乐意去做。所以,最好的办法是把要求患者做的事情和他们的某种生活习惯"捆绑"在一起,如小孩子习惯每天洗澡后要家长为他读书,那就把刷牙安排在这两件事情之间进行。

国外很重视口腔卫生士(hygienist)在医患沟通中的作用。国内的职业分类中没有这样的设置,虽然少数民营诊所指派专人负责为患者洗牙,但由于这些员工没有经过正规的专业培训,缺乏这样的意识,未能充分发挥诊所辅助人员在医患沟通中的作用,实为憾事。事实证明,仅仅提供信息是很难改变患者根深蒂固的口腔卫生习惯的,即使让患者了解牙龈和牙周疾病的成因,所起作用也是非常有限的。而在辅助人员面前,患者往往比较容易摆脱"被教育者"的压抑状态,双方能够在平等轻松的氛围中就个人口腔健康护理问题交流讨论,收到意想不到的效果。

三、常见问题和回答

问 1. 乳牙早晚都要掉的,为什么还要补?

评:提问者对牙齿生长发育缺乏认识,但不宜提出批评。比较好的方式是先表示对提问的理解,拉近双方在感情上的距离,然后再向他们提供正确的信息。

例:您这个问题提得很好,许多人都有这样的想法,我夫人就问过我这个问题。没错,小孩子的乳牙用到 12 岁左右就全部被恒牙取代了,所以大家会觉得治疗乳牙是多此一举。其实,人体的任何部分都在发育的某个阶段起着重要作用,绝对不会是多余的或者是无关紧要的,只是我们的认识水平还没有达到可以完全解释的水平而已。乳牙在讲话、吃东西、面容等方面所起的作用,和恒牙是一模一样的。更重要的是,乳牙的健康状况影响着恒牙的生长发育,对恒牙的形态和排列起着决定性的作用,是恒牙的基础。现在治疗乳牙,不单是为了提高小孩子的生活质量,更是为他将来的美好生活打下良好的基础。如果您想了解得更详细一些,我可以再多讲一些,我也可以给您一些资料带回去看。

问 2. 为什么我的两个孩子如此不一样,大的几乎没有一颗烂牙,小的却三天两头地麻烦您,是不是和遗传有关? 我的牙很好,孩子他爸的牙就不行。

例:您讲的有一定道理,牙齿的健康和排列确实和遗传有关。但是,除了遗传因素外,还有很多因素影响牙齿的健康,如果把遗传比成内因的话,其他的因素就可以被当做外因。比如食物,不同的人喜欢吃的东西不一样,这些食物的硬度、黏稠度、纤维含量、糖含量等因素对牙齿健康的影响也就不一样。许多事实证明,就牙齿龋病而言,口腔卫生习惯所起的作用比遗传更大,这包括科学刷牙、使用牙线、定期检查、预防性治疗等。您是家长,重任在肩哟!我是医师,也有责任提供帮助。

问 3. 为什么我洗牙前没什么感觉,洗牙后倒反而不舒服了?

例:许多人在接受牙科治疗后都会有这样的感觉,并不奇怪,也没必要忧心忡忡。按说,治病是为了解除痛苦,谁都不愿意看到治疗后的感觉还不如治疗前的结果,医师更不愿意。您听过"病来如山倒,病去如抽丝"这句话吗? 其实从医学角度来看,许多病的发生都不是"如山倒"那么突然的,它们都有一个发展的过程,都是慢慢发展起来的,只不过人体有一个逐渐适应的过程,不大会引起注意。治疗牙病的时候,短时间内把病因祛除了,人体倒反而会有不适应的感觉,所以说"病去如抽丝",这是指人体要有一段时间来恢复和适应。一般来说,这种不适应的感觉会在三五天内逐渐消失,但由于个体差异的关系,恢复适应的时间也会因人而异。我们经常看到有人几乎没有任何感觉,有人觉得难以忍受;有人很快恢复,有人要比较长的时间才能够恢复。在我看来,有没有不舒服并不是最重要的,关键在于这种感觉的发展趋向,它是越来越重还是越来越轻?如果这种不舒服的感觉没有改善,或者越来越重,那就应该随时和我们联系。

问 4. 我太太建议我把牙齿都拔掉,因为她的父母就是这样的。

答(1): 如果您的太太认为这是一种好办法,也许她应该先试一试。

答(2): 您岳父岳母的样子好看吗?

评:医师在任何时候都不能出语伤人,这是一条基本原则,对患者的亲友也是如此。遇到这种情况,医师应该提出不同的方案,并努力让患者相信,他太太的建议并不是最理想的。若有可能,邀请患者的太太一同参与治疗计划的讨论不失为一种良策,因为女主人常常是家庭成员健康问题的决策人。

例:应该说,您太太的提议可以作为全面考虑选择的方案之一。但是,您觉得这个方案是最好的吗? 是最适合您的吗? 我们牙科医师的治疗原则是尽最大努力挽救一切有可能挽救的牙齿,因为牙齿是不会再生的,拔掉了就要镶义齿,而义齿是无法和真牙相比的。所以,我建议您在选择治疗方案的时候,牢牢把握住治疗目的这个方向性的问题,在和您的太太商量的时候,最好多听听其他可供选择的治疗计划,尤其是专业人员提出的计划,比较它们的利弊,不要匆忙决定。身体健康是一件大事,您来找我看病,说明您信任我,我一定尽心尽责,绝不敷衍了事。

问 5.(护士洗牙后)为什么还要让医师检查？我信得过你。

例:谢谢您对我的信任。但在我们诊所,每个人都有非常明确的职责,我的职责就是向患者提供专业的洗牙和口腔健康教育,让医师有更多的时间为您检查和治疗牙病。医师接受的专业教育比我们多得多,他们对牙齿健康和疾病的认识比我们全面和深刻得多,所以我洗牙后一定会请医师再对您的牙齿牙周进行全面的检查,对您的口腔健康作出评估,如果发现问题就及时采取必要的措施。

问 6. 我是不是可以只补这个牙,其他问题以后再说？

例:当然。我会把您这个牙齿补好,解决您最紧迫的问题。但是,除此以外,我还会为您做一次全面的口腔健康检查,也让您心中有数,这是非常必要的,也是我们作为医师的责任。我经常在和患者做例行检查的时候发现许多隐藏着的问题,它们虽然不那么紧急,但毕竟是隐患。我会如实地把发现的问题和它们的发展趋势告诉您,和您一起商量对策,这就好像您到医院接受定期检查身体一样。我相信您一定听说过"未雨绸缪"这句话,医学界的说法是"预防重于治疗"。

问 7. 假如我现在不治疗,等到明年再说,会有什么结果呢？

例:很多人都提出过这个问题。老实说,有些病是不治自愈的,普通感冒就没有必要吃抗生素,更没必要输液。身体的组织器官遭到破坏后常常会结疤长肉,自行修复,但是牙齿的珐琅质里没有血管,所以有了蛀洞以后就没有自我修复的能力,蛀洞只会越来越大、越来越深。牙洞比较小的时候,治疗简单,痛苦不大,费用较低。我见过许多患者没有及早补牙,不但饱受痛苦的折磨,也大大增加了治疗的难度,多交了许多治疗费用,更有甚者连牙齿都保不住,落得一个"牙财两空"的结局。我是您的医师,我要为您负责,当然不想看到您走上那样的道路。

问 8. 为什么我没有症状也要补牙？

例:您提出的问题我常听到,很多人都难以接受没有症状却要接受治疗这样的现实。可是如果您想想,高血压、糖尿病、贫血等疾病在早期阶段都是没有症状的,蛀牙也是如此。牙齿的结构很特殊,蛀牙在早期不会有感觉,只有发展到相当严重的地步,侵犯了神经血管,才会引起不舒服、敏感、疼痛甚至肿胀等症状。到了那个时候,简单的补牙已经无济于事,要做根管治疗了。您知道吗? 牙科治疗的手段有上百种,而根管治疗是其中最复杂和难度最高的项目之一。及早补牙,不仅仅可以防止蛀牙发展,更重要的是还可以让您少受病痛的折磨,为您节省时间和金钱。

问 9. 为什么我每 6 个月要来一次?

例:我想,您一定知道定期检查身体对健康的重要性,牙齿也不例外。定期检查您的牙齿和口腔健康,进行全面维护,可以帮助您终生享受高质量的生活。打个不很恰当的比方,定期口腔健康维护就好像您为座驾定期换机油,为钢琴定期调音一样。科学研究证明,6 个月的间隔是投入最低、收益最大的选择,因为这个时候是牙结石开始形成的时候,及时把它们清理干净就可以有效地防止蛀牙和牙周病。发达国家的保险公司都是无比精明的,他们做过测算,"每 6 个月做一次口腔健康维护"是牙科保险中效益最好的险种,因为它能大大减少公司在昂贵的牙科治疗上的支出。

问 10. 据说牙周治疗是徒劳之举,做来做去也解决不了问题,是这样吗?

例:通常人们所说的牙周治疗,实际上是治疗牙龈炎。牙龈炎是一种很常见很普遍的疾病。大量事实证明,每天用科学的方法保持牙齿和口腔清洁是预防牙龈炎最有效的办法,医师的治疗只是一种必要的补充。现代医学非常强调医疗过程中患者的理解和合作,无数事实证明,任何疾病的治疗都离不开患者的支持和配合。美国人就比较清楚,在身体健康问题上,自己也有不可推卸的义务,其中就包括"养成健康的生活习惯"。

问 11. 我太忙,抽不出时间来看病,怎么办?

例:这,我很理解,事业心强,对工作有高度责任心的人,总是很忙的,他们几乎没有空暇的时间。但越是时间紧,越需要安排出时间来维护好自己的身体健康,否则,怎么样能够始终保持强健的体魄和旺盛的精力来应付繁忙的工作? 您听说过"亚健康"这个概念吗? 据调查,大多数中国人处于"亚健康"状态,特别是那些白领精英,原因之一就是忽略了对自己身体健康的日常维护。在这个世界上,有得就必有失。您不愿意花少许时间,将来就很可能会失去更多的东西。我相信,您这么聪明的人是绝对不会拣了芝麻丢了西瓜的。

问 12. 人人都说治牙是很痛的,是吗?

评: "牙病治疗恐惧症"是一种很严重的流行病,所以有必要在开始治疗前了解患者有没有这种病以及病情的严重程度。但是,在沟通中千万不要说"看样子你是很怕痛的"这样的负面话语,不要伤害患者、刺激患者。掌握了患者的心态后就要和他们一起分析这种心态的成因。最后,也是最重要的,是协助患者建立起信心,包括对医师能力的信心、对自己克服这种心态的信心。围绕这个主题沟通的时候,不要贸然对"会不会痛"发表意见,肯定的表态会增加患者的思想负担,"不痛"的承诺又会令患者质疑医师的诚信。所以,最好的办法是强调医师的能力,增强患者的信心。

例: 我很理解您的顾虑和担心,怕痛是人之常情,我还没见过不怕痛的人呢。社会上,人们普遍把牙科治疗和疼痛联系在一起,我就常常听到父母用"再不听话就带你去拔牙"这样的话来吓唬他们的孩子。其实,这是一种偏见和误解,是从前科学技术不发达所留下来的恶果。现代技术已经把牙科治疗中患者感觉到的不舒服降到非常低的水平了,您大可不必担心,我也会用一些办法来尽量消除您在治疗过程中的紧张情绪,尽量减轻可能会产生的不舒服。我小时候也很害怕治牙,我妈妈就每次看牙都带着我,让我在旁边看,时间长了,见得多了,也就知道治牙其实并不可怕。我们这里的医师、护士都训练有素,经验丰富,知道怎样让患者免受痛苦,要不然,怎么会有那么多患者会来这里求医看病呢。

问 13.(家长在小孩子看病后质问医师,因为医师要求孩子在治疗时不要讲话)我的孩子说你不让他讲话,是吗?

例: 您先别生气,好吗? 请您相信,"以患者为本"是我们诊所最基本的原则,意思就是,我们所有行为都要符合患者的利益。在我的眼里,患者就是患者,所有患者都是平等的,不会因为性别、年龄或职业地位而有高低贵贱之分。我可以负责任地向您保证,在我的诊所,患者的讲话自由是绝对有保障的,患者讲的话是得到高度重视的。您的孩子说我不让他讲话,也许是我在为他治疗的时候请他暂时不要说话,以免被治疗用的器械伤害。我的助手自始至终都在场,您要不要向她了解一下整个过程? 依我看,您的孩子对牙科治疗还不很习惯。没关系的,很多小孩子都有这样一个逐渐适应的过程。要不,下一次您带他来看病的时候,您也坐在旁边看看? 这样也许会更好一些。

问 14.（这个活动义齿）还要修整? 为什么镶个牙要修整那么多次?

例:您要知道,一个人在比较长的时间里过着没有牙齿的生活后,一旦镶上牙齿,原来的习惯改变了,往往都要经历一个适应过程的。说实在的,我也希望能够一次就弄好,希望您少来几次。每位患者的口腔情况都不相同,自我感觉也不一样,所以我必须因人而异,有的放矢,这就不得不花费比较多的时间,边做边改,直到让您满意为止。

问 15. 医师,您能不能停下来让孩子不哭?

例（1）:我相信,在治病这个问题上,医师和患者是一致的。根据经验,要让小孩子完全不哭是很不容易的,但是让他们不动就相对比较容易。所以,我会先让孩子放松,不要害怕,然后用最轻巧的动作为他治疗。治疗结束后,我会表扬他,还会给他一些物质奖励。假如我停止治疗,孩子的要求暂时得到满足,但他早晚还是要治疗的,到那个时候,难度就更大了。

例（2）:是的,我会的。请放心,我一直在密切观察您的孩子,我知道在什么情况下应该停下来,让他休息一下。根据我这么多年为孩子治疗牙病的经验,孩子的哭有不同的目的,有的是表示拒绝治疗,但更多的是要引起大人的关注,医师不应该完全被孩子的哭所左右。

问 16. 既然要做冠,为什么还要做根管治疗呢?

例:您这个牙齿的神经血管已经坏了,如果不清理干净,填上补牙材料,将来就会发炎,引起疼痛肿胀。到了那个时候再来清理发炎的神经血管,就要破坏做好的牙冠。这样,您不但要承受更大的痛苦,还要搭进去更多的时间,花费更多的金钱。

问 17. 这个牙补过了,好好的,为什么还做冠?

例:这个牙已经补了很多年了,那些旧的补牙材料已经开始磨损脱落了,它们对牙齿的保护作用已经越来越小。这就像已经磨损的汽车轮胎,虽然它们还能上路,还可以行驶,但说不定什么时候就会出问题。许多患者就是因为没有做冠,牙齿发生裂损,甚至折断。现在做个冠套住牙齿,就是为了防止发生意外。

问 18. 做完牙龈手术后是不是就可以一劳永逸了?

例:牙周病在某种程度上和糖尿病挺像的,当然它没有糖尿病那么严重。

糖尿病患者在饮食上不加严格控制就会有一定的风险。同样,治疗您的牙周病,也需要有您的理解和配合,我们共同对牙周进行科学的维护,否则,单靠我的力量是很难保证您的牙周病不再复发,不会继续发展。经过这段时间的交往和沟通,我相信您会明白我的用心,会认真对待我告诉您的注意事项,加强自我护理,定期到诊所复诊,接受检查和维护。

问 19. 为什么不可以不做牙周治疗就装冠桥?

例:我们牙科医师做冠桥,就有点像建造房子,假如把义齿看成是"房子",那么您的牙齿就是这些"房子"的地基。如果没有坚实牢靠的地基,再漂亮的房子也很容易坍塌的。同样,缺少了健康的牙齿和牙周的支撑,再漂亮的冠桥也不能承受您每天享受美食的时候所产生的咀嚼力。

问 20. 这个新的义齿可以用吗?

例:刚刚带上的义齿是要有一个适应过程的,我相信您不会因为有些不适应就轻易放弃的,对吗? 一个人的生活习惯发生改变的时候,都会有一个慢慢适应的过程,譬如,小孩子刚学走路的时候也是跌跌撞撞的,甚至还会摔跤,但只要不放弃,坚持着,就会走路,还会跑步跳跃。

问 21. 为什么这个新的义齿和旧的不一样? 能用吗?

例:是的。新的义齿是根据您现在的口腔状况做的,旧的义齿是几年前做的。您要知道,我们人体的各个部分都会随着时间的变化而有所改变的,您的口腔状况在这几年已经不知不觉地发生了很大改变。如果完全按照您的旧义齿来做新的,它反而会和您现在的口腔状况不匹配了。刚刚戴上新的义齿时会有一些不适应,您不必担心,慢慢会适应的,许多患者都是这样的。

问 22. 为什么要镶这个牙?

例:我们人体的每一个部分都是有它的作用的,而且很多情况下是不可代替的。打个不完全恰当的比方,我们口腔里漂亮有序的牙齿就像整整齐齐排满书架的书,缺少了一个牙齿就像拿掉了一本书,如果对这个空隙不理不睬,两边的书就会向空出来的地方倾斜。牙齿也是这样,不但看上去怪怪的,有损形象,影响人际交往,而且对吃东西、讲话和牙齿的清洁卫生都有影响。我们牙科医师的职责就是用自己的知识和技术让每一个人都有一口健康漂亮的牙齿,为保障和提高每一个人的口腔生活质量提供服务。具体到您这里来说,我的责任就是为您镶上一个尽可能完美的牙齿,填上这个空缺。

技 巧 总 结

1. 当患者觉得难以理解医师提供的信息时

（1）让信息与患者熟悉的情景联系起来，如生活环境、教育程度、兴趣爱好。

（2）使用简短的句子，使用患者熟悉的词语。

（3）鼓励患者参与讨论。

（4）简单总结信息的要点。

（5）提供书面资料供患者带走。

2. 当患者认为自己无需治疗时

（1）让患者亲眼目睹自己的口腔表现。

（2）结合表现来解释症状。

（3）讲解疾病对生活质量的影响。

（4）讲解现有的和潜伏的危险。

3. 当患者对战胜疾病的能力缺乏信心时

（1）启发患者联想自己在其他方面的能力。

（2）指出患者在其他方面的能力与战胜疾病的能力是一体的。

（3）与患者一起讨论和决定治疗计划。

（4）共商减少和克服治疗中的问题之对策。

4. 当患者质疑治疗的价值时

（1）明确指出治疗的好处。

（2）比较治疗的利弊。

（3）比较治疗可能发生的问题和不治疗的后果。

第九章
如何营造有利于沟通的环境氛围

患者对诊所的认识,可分为间接和直接两个部分,前者指的是患者通过广告或其他媒介知道和了解诊所,后者是指患者与诊所的沟通。患者与诊所的沟通常始于电话咨询或直接拜访,所以接听电话的技巧和患者在接待中的体验在医患沟通中占有极其重要的地位。

一、患者在接待中的体验

稍加留意,我们就会在自己的生活范围内发现两种截然不同的诊所。一种是招牌缺字褪色、灯光灰暗、尘埃盈盈、污渍斑斑、杂志残破过期,接待员懒散地斜靠在椅子上,面无表情,答非所问……另一种诊所,附近有宽敞清洁的停车场、灯光明亮、几净凳洁、空气清新,患者进入诊所大门时可以看到接待员脸上始终挂着令人赏心悦目的微笑,听到接待员热情的寒暄,甚至还能够叫得出患者的名字……在上述两种诊所里,患者的不同感觉应当不难揣测出来吧。

上述两种诊所可能在医疗技术上不分伯仲,或许前者还比后者强,但患者的体验和感受就必然会使他们产生这样的结论:第二个诊所的医师更好、更负责任、更专业、更有水平,在这个诊所看病更安全、更可靠、更有保障。

在人类文明发展的历史的长河中,医疗卫生专业已经在广大公众的心目中形成了一个比较固定的形象,包括实施医疗行为的环境和条件,甚至从业人员的衣着打扮和行为举止。专家们发现,许多人都会在初次接触的 3~5 分钟内对人和物作出判断,这也就是所谓的"第一印象"(first impression)。患者对牙科诊所的感受也是如此,他们在和牙科诊所接触时,很自然地会拿在自己心目中已有的概念,比对身处的环境和面对的人,并迅速作出是否有必要和这个诊所继续接触,并保持长期关系的决定,很有可能,在还没有见到医师之前,这个决定就已经作出了。

心理研究证实:第一印象不仅会在短短的几分钟内形成,它还相当牢固,很不容易改变,哪怕后来发现真实的情况与之有相当大的距离。第一印象形成之后,人们对其载体(包括广告宣传、口碑传言等)的解读也常常受其左右。由此可见,患者第一次与诊所接触的最初几分钟的重要性也就不言而喻了。

为了提高患者在接待中的体验,诊所应该做到:

1. 标记清晰,驾车人士和步行者都能很容易"按图索骥"。
2. 停车场宽敞清洁,管理有序。
3. 周围环境宁静美观,维护保养几近无懈可击。
4. 建筑物入口处最好有向外延伸的遮挡棚。
5. 建筑物的大堂整洁安静。
6. 诊所大门的标示清晰可见。
7. 诊所入口处有擦鞋地毯,有放置雨伞的铁筒,有存放外衣的地方。
8. 接待室有适合不同年龄患者休息的舒适座椅。
9. 有儿童玩乐区域、儿童读物、玩具。
10. 接待室有患者留言簿。
11. 接待区域有图文并茂、印刷精美、通俗易懂的口腔健康资料。
12. 接待区域有适合不同背景患者阅读的新近资料。
13. 上述资料整齐地排放在架子上,而不是散放在桌子上。
14. 接待区墙上悬挂镶框的、有吸引力的、与诊所定位一致的美术装饰品。
15. 接待区的灯光适合阅读、柔和而不刺眼(不要用荧光灯)。
16. 接待区清洁整齐。
17. 接待区摆放着健康的植物或新鲜花卉。
18. 前台员工能够一览无余地看到整个接待区,没有死角。
19. 前台员工的工作面宽敞整洁。
20. 有单独的空间供患者和诊所员工讨论个人隐私(如财务)问题。

二、前台接待员的重要作用

在民营口腔医疗事业发展的过程中,前台接待工作越来越受到广大从业人员的重视,因为他们是诊所与患者直接沟通的第一人,是诊所的第一沟通代表。

仅就患者的第一印象而言,前台接待员又是诊所的脸面,是诊所形象的重要缔造者,是患者形成对诊所的第一印象的基础,其重要作用是怎么样强调也不为过的。接待员每天都要接听许多电话,要接触各种各样的人,要即时解决面临的种种问题……所有这一切都与诊所生存和发展息息相关,绝对不可等闲视之。

美国著名营销专家 E. J. Thomas 说过,对一个公司来说,掌握大量信息的员工就是最优秀的推销人员。从这个意义上来讲,前台接待员就是诊所最优秀的推销人员。电视剧《天下第一楼》里,饮食行业对各岗位重要性的排序就有"堂头、账房、大厨"的说法,即相当于接待员的"堂头"是第一位的,它要求上岗人员眼观六路、耳听八方、主动招呼、对答如流、面带笑容、永不恼怒、察言观色、观听不忘。

从理论上讲,我们不应该"以衣帽取人"。但在服务性行业中,服务提供者的服饰反映了他们对服务接受者的尊敬和自己敬业乐业的态度。患者到诊所就诊,他们也往往会以前台工作人员(包括接待员、诊所经理、行政主管等)的服饰来揣测诊所的服务质量。所以,接待员应该在服饰上做到:

1. 头发清洁,发型简单,不染彩色,不遮掩面部。
2. 眼镜框简洁大方,颜色单一。
3. 面部可着自然淡装,不可艳妆浓抹。
4. 服装得体大方,颜色庄重,风格偏保守,不应着奇装异服和休闲服。
5. 服装必须清洁,经过熨烫,不应有污渍破损。
6. 首饰必须简洁,以不影响工作为原则。
7. 不能留长指甲,不能染指甲。
8. 鞋子不能踢里趿拉,鞋底应该柔软,不能有高跟,不能有灰尘。

从岗位责任制的角度来看,一位优秀的牙科诊所前台接待员应该做到:

1. 熟悉诊所提供的各种医疗服务。
2. 上班前浏览当天就诊患者的全身病史和牙科病史,记住要点。
3. 记住当天就诊患者的姓名和适当的称谓。
4. 当患者进入诊所时表示欢迎,能够叫出其姓名和适当的称谓。

5. 用恰如其分的词语将患者介绍给适当的诊所工作人员。

6. 在患者提出询问前主动把需要等候的时间告知患者。

7. 让患者有宾至如归之感,向患者提供阅读资料、饮料等。

8. 检查患者病历,不遗漏和错过重要信息。

9. 在适当的时候,用恰当的词语向患者示好。

10. 准确、完整和正面地回答患者提出的问题。

11. 和患者进行积极正面的沟通交流,增强患者信心。

12. 绝不在患者面前吃东西。

13. 当患者进入诊所和与患者交谈时保持礼貌的眼光接触。

14. 任何时候都保持着装整洁、容貌阳光。

15. 任何时候都有意识地保持笑容。

16. 任何时候都保持有教养的姿态,"立如松,坐如钟"。

17. 任何时候都保持信心十足的体态动作。

18. 任何时候都保持镇静,充满信心。

19. 任何时候都不斜靠在桌子、墙或柜子上。

三、接听电话的技巧

现代通讯技术发展迅猛,电话已经是人们须臾不能离开的生活手段了。在发达国家,人们多通过电话了解牙科诊所的服务内容和服务质量,作出了就诊的决定后也在电话中安排预约时间,所以国外的牙科诊所管理专家把接听电话的技巧视为诊所经营取得成功的重要手段。随着电话普及程度的提高和生活节奏的加速,国人也以极高的速度在这方面"赶超"发达国家,接听电话的技巧也越来越受到民营口腔诊所的重视。

1. 接电话的时间　专家们告诉我们,接听电话的时间以电话铃响两次之时为宜,太早会让对方产生"诊所很空闲"的印象,太迟则有"怠慢"之嫌。接听电话的时候,先要"自报家门",让对方知道拨打的电话号码无误,如"您好!这里是 ×× 医师诊所,请问贵姓?"

2. 讲电话的语气语调　专家们格外强调电话交谈的语气语调的重要性,"听话听声,锣鼓听音",聆听电话的语气语调常可知晓讲话人的心情态度。所以，许多专家建议在电话机旁放置一个小镜子，讲话时对着镜子，让讲话人永远保持放松、自然、微笑的面容，这就有助于保证语调亲切礼貌。

3. 鉴别新老患者 假如打电话的人没有说明自己从前有没有来过诊所，接听电话的人在回应的时候应该比较婉转地问："请问您是否记得上一次来我们诊所看病是什么时候？"不要贸然把对方当成是新患者，显得诊所对接待过的患者毫不在意。对这样的正面回应，新患者不会责怪诊所的粗心，而已经来过的患者也能理解诊所不可能清楚地记得自己的造访历史。

4. 对新患者的欢迎 在确认打电话的人是新患者后，接听电话的人应该先表示感谢："谢谢您打电话给我们诊所，欢迎您！"为了获取更多信息，还应该接着说"为了把准备工作做得更好，我可以向您提几个问题吗？"在问完了常规要问的问题后，不妨再添一句："您是否还有什么事情要告诉我们？"既表示对患者的尊重，也防止遗漏了某些信息。对新患者，务必要告诉他们：①诊所的位置和交通导向；②来诊所时需要随身携带来的资料；③假如诊所是医保指定单位，应让患者知道，提醒他们携带有关资料。

5. 市场营销调查 在诊所营销上，收集有关的资讯是非常重要的，但必须注意提问的方式，不要直截了当地问"您是从哪里知道我们诊所的？"而下面的询问方式会产生比较好的效果："您是否可以告诉我们，我们该向谁表示谢意，感谢他向您介绍我们诊所？"如果介绍人是诊所的"老客户"，听电话的人应该多讲几句褒奖的话，如"张先生是个很热情的人"、"我们和张先生相处得非常好"等。如果新患者是通过广告慕名而来，接电话的人可以说"是吗？您觉得我们的广告做得好吗？"最后，如果气氛融洽，不妨再加问一句："您是自己来呢，还是和其他亲友一起来？要不要我也为他们预先安排？"

6. 安排预约 患者打电话预约，务必要了解主诉："请问我怎么样告诉医师您看病的目的更好？"或"您看，我向医师汇报时怎么样说您看病的理由更好？"千万不要用生硬粗鲁的方式提问，如"你想看什么病？""你有什么问题？"等。

在安排预约时间的时候，接电话的人应该掌握主动权，如"星期二下午3点钟好吗？"或"星期三上午10点钟是否方便？"不要让患者自行选择，如"您喜欢星期几来？上午合适还是下午合适？"因为一旦患者作出的选择和医师的工作安排有冲突，再做改变就被动了。

7. 听不清对方的讲话时怎么办？ 尽量不要大声呼喊"什么？""我听不清！""您再说一遍！"诊所应该在任何时候都保持安静温馨礼貌亲和，所以接电话的人最好能够轻声说"好像电话线路有点问题，不好意思，您能重复一遍吗？"或"刚才我这里患者比较多，没有听清楚，不好意思，可以麻烦您再说一遍吗？"

8. 不得不要暂停电话交谈时怎么办？ 电话交谈过程中难免会出现需要即时处理的事情，不得不暂停电话交谈。在暂停电话交谈前，应该先礼貌地征求对方的同意："不好意思，我这里有点急事要处理一下，请别挂，马上就好。"如果不能很快解决，每隔 1 分钟就必须再和对方讲几句，向对方的耐心等待表示感谢和歉意。还有一种办法就是把原委告诉对方，请对方留下联系电话号码，承诺在处理完手头上的急事后立即回电。

9. 当打电话的人不满意时怎么办？ 专家们一致认为，解决冲突的原则是"宜疏不宜堵"。所以，最重要的是让对方发泄。不要打断对方的讲话，不要解释，不要辩解，不要推卸，只需说"啊"、"唔"或"请继续说下去"之类的话，让对方知道你在听就可以了，同时要全神贯注地倾听对方说什么，辨析症结之所在。

第二步是澄清问题。关键在于让对方知道你已经正确掌握了问题的缘由，使对方冷静下来，缓解紧张的关系。你可以说"是不是您原来期望看了病就会好的，但到现在还依然如故？"或"是不是您收到了保险公司的付款通知，而您认为已经清了账？"

第三步是请对方提供更多信息，以便更加明确问题的实质。你可以说"在我向医师汇报前，我想确认自己已经完全明白了整个事情，没有任何遗漏和误解。您是否能够再把保险公司怎么说的重复一遍？我要把他们说的话记录下来。"

接电话的人必须有足够的耐心，让对方慢慢冷静下来，让他知道你会认真处理这件事情，并会及时将处理情况告诉他。你可以告诉对方："我会尽力把这件事情处理好，并在下班前把结果告诉您。我打哪个电话更合适一些？"千万记得，必须言而有信，不要忘记回电话。

假如对方坚持己见，不依不饶，你可以说："我真的很想助你一臂之力，但我现在是心有余而力不足呀！"或"看来，事情并不像我们所希望的那样。我们是不是都先冷静一下？"或"不好意思，我实在听不清您的要求。这样好吗？您把电话号码告诉我,让我喘口气,5 分钟后再打电话给您。"

10. 怎么样结束电话交谈? 诊所的电话是与外界连接的重要媒介,必须保持畅通,所以电话交谈宜短小精悍。在结束电话交谈时,应该简单快捷,如"谢谢您打电话来",在对方也有所表示后就说"再见",挂上电话。

四、诊所员工在医患沟通中的责任

(一) 医师

1. 使诊所全体员工对患者所关心的问题做出积极正面的反应。
2. 对员工们与患者的沟通给予积极的支持。
3. 推动患者信守对口腔和全身健康做出的承诺。
4. 清楚而准确地把治疗计划告诉患者。
5. 认真倾听和采纳患者的观点。
6. 让每一位患者有"宾至如归"之感。
7. 让患者对诊所和员工产生信赖之情。

(二) 行政主管

1. 协助患者认识到在个人口腔健康方面投入的时间和金钱"物有所值"。
2. 协助患者最大限度地享受到保险权益。
3. 协助患者做出适当的付款安排。
4. 协助患者认识到自己应该在个人健康方面所做出的承诺。
5. 协助患者体验到所接受的医疗服务之价值。
6. 向患者解释保险条例,使他们认识到自己的权益和责任。
7. 提高患者对治疗费用的认识,目的在于使他们"不感惊讶"。
8. 协助患者找到对其最适合的口腔健康维护方式。
9. 协助患者解决付款问题上的障碍。

(三) 牙医助理

1. 尽可能多地了解每一位患者的情况。

2. 知道每一位患者的个性、期望和价值观。

3. 协助每一位患者认清自己在口腔健康方面的需求。

4. 为每一位新患者的全面检查和 X 线检查作好准备。

5. 让每一位患者知道,诊所全体员工都会不遗余力地协助他们达到在口腔健康、功能、美观方面的目标。

6. 使每一位患者感到舒适和放松。

7. 向每一位患者表达对其口腔健康的关怀。

8. 强化患者对治疗的好处和不治疗的后果的认识。

9. 确保每一位患者对费用、时间、付款方式的理解。

(四) 口腔治疗师

1. 协助患者认识长期维护口腔健康的重要性。

2. 确保患者在接受诊治过程中的舒适,消除他们对复诊的恐惧。

3. 有针对性地提高患者对口腔健康价值的认识,使他们持正确态度,增长他们的知识。

4. 使每一位患者掌握有效的口腔家庭护理方式。

5. 以适当的方式对患者进行口腔健康教育,激励他们。

6. 强化患者对治疗好处和不治疗后果的认识。

7. 及时将与预防有关的信息传递给每一位患者。

8. 协助牙科医师参与社区口腔健康行动。

五、如何处理家长陪同患儿的问题

首先,在安排新患儿就诊前,应该先和家长沟通,作好准备。假如不想让家长在旁,可以婉转地告诉家长:"我们最关心的事情是和您的孩子建立起互信和友好的关系,我们要摸索出最适合您的孩子的牙科治疗方式。假如我们需要您的配合和协助,我们会请您进入治疗室的。"

在下述情况下,应该请家长进入治疗室陪同:

1. 觉得需要有家长在旁,哪怕是只坐在旁边看。

2. 特殊的患儿常需要家长在旁握住他们的手,使他们觉得有依靠。

3. 一些特殊患儿需要坐在家长大腿上,家长也可以协助医师阻止患儿骚动。

4. 更特殊的情况是要固定患儿,家长在旁观察可以避免将来的纠纷。

六、常见问题和回答

问 1. 这些问题非回答不可吗?

答:填写这些资料用不了很多时间。我们需要知道您的健康情况是否有所改变。

评:专家告诫我们,千万不要做没有取胜把握的争辩。站在患者的立场上,看病就是看病,填写问卷表格是"多此一举",不可能视之为乐事。"用不了多少时间"的答复有"不算麻烦"的意思在内,这样的回答不但没有取胜把握,还很可能会陷入非常尴尬的境地。所以,最好的办法是对患者的厌烦表示理解和同情,紧接着解释个人健康史的价值和重要意义。现在,许多诊所都尽最大可能简化需要患者填写的表格和问卷,患者只需打钩签名,有的诊所还模仿银行的做法,由接待员代劳,最后请患者复核签名。

例:让您在看病前填写表格,麻烦您了。我很理解您的想法,因为我还没有交待清楚。您要知道,您的身体健康信息对医师的检查诊断和治疗计划的制订是非常重要的,医师知道得越多,诊断就越有把握,治疗就效果越好。

(必要时还需要做进一步解释)现代医学证明,我们的全身健康状况和口腔健康状况是密切相连的,许多口腔的疾病就是全身疾病的早期表现,许多口腔疾病的治疗就必须考虑到全身的健康状况,比如心脏血压有问题的患者在接受口腔治疗之前就可能需要先吃一些药。我上个月不舒服,医师就把我的牙科治疗推迟了。

问 2. 我非填写年龄不可吗?

答:表格上的内容都应该填写完整,不能漏。别人填的时候都不会问这个问题。

评:上述回答有两个地方欠妥:一是话语中流露出"表格比人重要"的意思;二是拿其他患者的正面比较眼前患者的"负面"。

例:您知道,每个人的口腔情况都是不一样的,而且口腔的表现又是与年龄和全身健康状况联系在一起的。比如,老年人的牙周炎症往往是口腔卫生维护不得法所致,青年人的牙周病很可能和内分泌或其他身体疾病有关系。所以,别小看年龄,它常常能够给医师很多提示。

(如果患者还有顾虑,不妨做一些退让)如果您实在觉得为难,那就只写个大概范围,如 20~30 岁,好吗?

问 3. 我的复查时间可以改在下星期三下午 2 点钟吗?

例:没问题。我会在预约登记簿上把这个时间留出来给您,麻烦您也记一下,以免忘记。我还会提前 1~2 天打电话提醒您的。

问 4. 我可以改在下星期三上午 10 点钟看张医师吗?

例:真对不起。张医师下星期三上午 10 点钟已经有患者预约了。陆先生,您看这样行不行,一是我把您的名字放到机动名单里,只要有机会,我就在第一时间通知您;另外,我们也另外安排一个时间,把保险系数打得大一些。

(对一些特殊患者可说)陆先生,张医师交待过,您的治疗比较特别,需要比较长的时间,要留出特别的时间段,最好是上午 9 点钟诊所刚刚开门的时候,这样就能够保证医师和其他工作人员精力充沛、专心致志。所以,如果没有非常特殊的情况,您最好不要改动原来预约好的时间。

问 5. 你为什么老是打电话来提醒我的预约? 我从来都不会忘记的。

例:张先生,真不好意思。我知道您从来也没有忘记过,一向都很守时。不过,请您理解,我打电话给您,是我的职责所在,我的工作就是要确保医师的工作日程得到准确无误的执行,防止医师的时间因为我的失误而浪费,希望您能谅解。如果您嫌麻烦,我们以后改成用手机短信或电子邮件联系好吗?

问 6. 为什么我不可以看别的医师?

答:您向来都是由陈医师看的,他对您的情况比较熟悉,处理起来比较有的放矢。刚好今天陈医师当班,最好还由他来给您看。假如陈医师不在,我会安排其他医师给您看的。

评:这个解释没有错,关键在于没有抓住重点。

例:我想,您主要是不愿意等候,对吗? 您应该知道,由熟悉您的医师给您看病,往往会事半功倍,效果更好。所以,从患者的利益出发,能够不换医师都不换的。您看是不是可以这样,我一方面为您安排一个最快的预约时间,另一方面把您的名字放在陈医师的等候名单上,只要有其他患者取消预约,我就会在第一时间通知您,好吗?

问 7. 为什么到了我的预约时间还没有叫我?

答(1):这说明医师对您很负责任。只要还有一点点事情还没有准备好,医师就不会接待您的。

评(1):表面看,上述回答突出了医师对质量的重视,不失为一种小聪明。但患者若从另一个角度来理解,那就是说,为了保障质量,这个诊所常会发生延误,而且并不感到愧疚。

答(2):医师正在处理的患者难度比较大,但马上就会结束了。

评(2):在一些挑剔的患者眼里,答话人说"患者的难度大",一是意味着这个患者的口腔问题严重,泄露了患者的隐私,实乃大忌;二是说明医师的技术水平略逊一筹,对"难度大"的病例束手无策。无论从哪个角度讲,这样的回答都不理想。

处理与患者预约时间有关的问题,应该防患于未然。先要争取主动,要在患者提出询问前就把延误的可能告诉患者,恳请患者理解,但无须提及患者的具体情况。此外,还应该把可能耽误的时间告诉患者,这个预留的时间最好比医师指定的时间晚几分钟,让实际情况超过患者的预期。如果延误源自急诊患者的处理,应该让患者知道真相,强调诊所对急诊患者的关切和同情。

例:不好意思,王先生,刚刚来了一位急诊患者(或:前面那位患者的情况有点特殊),李医师预定接待您的时间不得不要往后拖延大约 30 分钟了。那位急诊患者整个晚上都没有睡,我们实在不忍心让他按部就班地等候。耽误了您的看病时间,要让您再等等,太不好意思了。我倒杯茶给您喝好吗?您是不是要打电话告诉您的亲友?您可以用我们的电话。您别急,李医师一处理完这位急诊患者,我就马上安排您。

问 8. 我每次来都要等,为什么还让我提前来?

评:这个问题的本身远比回答技巧严重。这个问题不解决,再好的技巧也难让患者理解和满意。而要解决这个问题,有赖全体员工的协作。专家们建议,如果耽误了 5 分钟,向患者通报和表示歉意是接待员的责任;如果耽误 10 分钟,医师就应该亲自到接待室,当面向患者解释和表示歉意。

问 9. 我迟到了。王医师什么时候可以给我看?

例(1):哎呀,您总算来了! 我们到处找您也找不到,真叫人担心。您看,我们今天的预约都排得满满的,甚至连"后备"患者也排好了。现在把您加进去,不但很难,即使加进去,医师也不会有充足的时间,完成不了预定的计划。要不,我们还是给您另外安排一个时间吧,您看明天下午 3 点钟可以吗?

例(2):看到您,真高兴。您素来都比较准时的,所以我们都挺担心的。您等等,我去告诉王医师。

(和医师商量后则可以说)王医师说,医疗服务质量是他的"命根子",他必须对您绝对负责任,所以今天只能够在日程安排中挤出一点时间接待您,先做一部分治疗,其余的工作另外再安排时间。您看可以吗?

问 10. 我的预约是上午 11 点钟,可是我临时有个会,晚一点去行吗?

答:您来也可以,但我不能够保证医师是否可以做完原计划的治疗。

评:患者未能遵守预约安排,责任当然在患者一方,但在沟通中不宜明确指出或暗示责任所在。比较好的办法是根据诊所的工作安排,提出几个方案让患者选择。

例:真不好意思。因为我们的安排牵涉到其他患者的治疗,所以很难在满足您的要求的同时不影响其他患者。如果您能在下一位患者的治疗开始前赶过来,今天或许可以先做一部分治疗。或者,是否可以把预约安排在明天下午 3 点钟? 或者另外再找一个您觉得方便的时间?

问 11. 为什么我不可以在 4 点钟把孩子带来?

评:许多诊所只在上午接待学龄前儿童,因为专家们发现,这些小孩子在上午比较安静,比较合作。但许多家长都无法在上午陪送孩子看病。所以,诊所在做此类安排上应该有一定的弹性。

例:我们很理解您的难处。既要对孩子有好处,又要不影响自己的时间安排,确是很不容易做到的。许多专家对小孩子在看病时的行为进行过研究,发现他们在上午看病比较听话,所以我们诊所特地把学龄前儿童的看病时间安排在上午。这样,小患者来得比较集中,他们在这里常常会相互比较,有样学样,还结交了朋友。您是不是可以试一试,尽量让自己的安排迁就一下孩子的看病时间?

问12. 为什么其他人都是6个月复查一次,你们却让我每3个月来一次?

例:一般来说,我们都会安排患者每6个月复查一次口腔健康,但有些人的情况比较特殊,医师就会做出比较不一样的安排。如果您想知道确切的理由,我可以请张医师和您谈谈,让您对自己的口腔健康维护知道得更多一些、更明确一些。张医师现在正在看患者,要不请他在空隙的时候打电话给您?您看是什么时候比较合适?

问13. 既然张医师要先看急诊患者,我能不能改在下午2点钟再来?

评:在第一时间接待和处理急诊患者是理所当然的,患者也不会因此而抱怨或指责诊所。但诊所也可以在这件事情上做好防范工作,尽可能减少对正常运作的影响。许多诊所都要求接待员在上班前确认临床第一线员工能够接待急诊患者的时间,以应不测之需。接待员在接到急诊电话时也必须问清楚急诊的缘由和到达诊所的时间,及早做出安排。假如患者在电话中不耐烦回答,接待员不要坚持,以免患者反感,宁可等患者来到诊所后再伺机解释,消除患者的误解。

例:谢谢您理解和配合我们优先处理急诊患者。让我看看张医师今天的安排……真不好意思,张医师今天下午只有4点钟还有一个空档,您能在4点钟来吗?如果实在不行,要不我们再找个时间?

问14. 我想取消预约。我年纪太大了,没必要浪费子女们的钱。

例:陈太太,您可别小看牙齿的问题。年纪大的人更应该有好的牙齿,提高消化能力,从食物中获取更好的营养,活得更健康,多花点钱是值得的。如果您不介意,我可以安排一个时间,让医师和您及您的孩子们谈谈,增进相互了解,取得共识。

问15. 我想现在直接和医师讲话,我有问题要直接和医师谈。

评:要注意,回答这样的问题,可以说医师"现在正在看患者"、"现在正在讲课"、"正在接听一个急诊患者打来的电话",千万不要说医师"不在"、"很忙"、"正在讲电话"、"不能亲自接听电话"等。要知道,医师在任何时候都必须"一切为了患者"。

例:可以这样回答:

（1）医师正在看患者，请问您有什么事情吗？我是否能够助您一臂之力？

（2）医师正在看患者，请问您有什么事情需要我转告的吗？

（3）请稍等，让我看看……医师大概还有 5 分钟才能看完这个患者，您是想继续等还是留下电话号码让医师打回去给您？

（4）是的，我会请医师直接来接电话的。不过，您是不是可以把您的要求先简单告诉我，这就可以让医师把准备工作做得更加充分一些，给您一个更加满意的答复？

问 16. 我可以进去陪陪我的孩子吗？

答：您放心吧。父母不在身旁的时候，小孩子的表现往往比父母在场的时候更加听话、更加好。

评：尽管这是事实，但小孩子的父母并不喜欢听到这样的回答。从家长的角度出发，这句话的意思就是"你会把孩子宠坏的"。

对家长的上述请求，不同诊所有不同的规定。美国小儿牙科医师协会在 1980 年做过一次调查，大约 10％的诊所同意家长在治疗过程中陪伴其孩子，10％左右的诊所拒绝家长出现在治疗现场，其余的 80％诊所则视具体情况而定。

例：如果您很希望陪伴自己的孩子，我们会尊重您的要求的。您希望自己的孩子得到最好的医疗服务，在这一点上，我们和您是完全一致的。根据我们的经验，如果我们和小孩子直接接触，直接沟通对话，我们就比较容易和他们建立起良好的关系，他们也能够更加合作，而且对他将来终生得到优质的口腔健康医疗服务很有好处。

（也可以说）您放心，我们不会坚持和您的要求截然不同的做法的，因为我们都希望小孩子好。小孩子身处陌生环境的时候，他们会寄希望于父母的援助。如果得不到来自父母的支援，他们就会对父母感到失望，更会对我们产生抵触和抗拒。这些结果都不是我们所希望的，对吗？

（还可以说）您知道吗？科学家们研究过口腔健康好的人和口腔健康不好的人的最显著不同，结果竟然是与他们从小和牙科医师的关系有关！所以我们诊所把和小孩子建立友好关系列为头等重要的目标之一。

技 巧 总 结

（一）处理与患者的关系

1. 发现患者焦虑、沮丧、失望或困惑时，回答问题就应该从肯定他们的感受、表示同情和理解开始。

2. 对患者准时前来就诊、认真填写表格、如数付款、介绍其他患者等对诊所工作有正面作用的事情，千万要记得表示欣赏、感谢。

3. 要灵敏地抓住机会传递如下信息

（1）您今天接受的治疗正好是您所急需的。

（2）我们诊所以提供优质服务为荣，患者的满意和高兴就是对我们最好的回报。

（3）为了保持您的身体健康和口腔健康，您最好有相对比较固定的诊所和医师，他们对您比较了解，能够提供比较合适的治疗措施。

（4）定期接受口腔健康检查和维护是非常明智的，这是保持健康和节省开支的最好办法。

（5）我们尊重每一位患者，而您是我们格外喜欢的患者。

（二）处理与病童家长的关系

1. 有可能的话，诊所应该在小孩子到诊所初诊之前把有关资料邮寄到他们家，写明收信人是小孩子本人。让小孩子做收信人，能够增强其自豪感，让小孩子对诊所产生好感和兴趣。此外，也让家长知道需要做些什么准备工作，尽可能消除一些负面影响，如不要当着孩子的面说"我不会让医师伤害你的，宝贝"，或者"你再不好好刷牙，我就告诉医师"等。

2. 当家长来到诊所的时候请他们配合，分清哪些是有利于小孩子治疗的言谈举止，哪些是不利的。

3. 尽可能减少家长的影响作用，可以说"您能不能先进去帮助医师让您的孩子安静下来，然后再回来在接待室等候？"或者"在医师设法让您的孩子安静下来的时候,请您给予配合,然后回来接待室等候。当然,您也可以随时进去看看医师的治疗情况。"

4. 当家长进入治疗室看医师的治疗时,可以请他们坐在小孩子看不到的地方,不要影响医师和助手的操作。也可以不提供椅子,仅让家长站在旁边。

5. 如果家长进入治疗室,可以给他们几本杂志,让他们有空的时候阅读,不必目不转睛地盯着医师的操作。

6. 有的诊所为了最大限度地减少家长的干扰,特地提供邻近咖啡店的优惠券,请他们在等候孩子的时候出去休息。同时也把一个对讲机交给家长,以便能够随时和家长联系。

第十章

如何发挥医患沟通中道歉的黏合作用

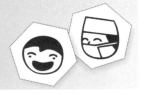

美国心理学家林恩·约翰斯顿（Lynn Johnston）曾说：道歉是生活的万能胶，它可以修复世界。

一、道歉的概念

道歉，我们再熟悉不过了，但又有多少人能够把它说清楚？

查"维基百科"得其解释："道歉，是人类社会的行为，是社交礼仪，也是做人处事的艺术。"语焉不详，着实难以令人满意。社会学家塔维切斯（Nicolas Tavuchis）指出，道歉是一种用语言来表明悔意的忏悔行为，是和谐社会和道德社会必不可少的一种行为，它不只是个人感情或心意的表现，它还是起着社会和道德作用的"言语行为"（speech act）。

首先要指出的是，在我们的语境中，"认错"和"道歉"常被混为一谈。实际上，认错和道歉是很不一样的：认错是道歉的前提，是认识到自己的问题，告诫自己不再重犯；道歉是进一步站在对方的立场，去体会对方的感受，意识到自己的言行给对方造成了伤害，因此表达愧悔之情。

错误无论大小，都会给无辜者造成伤害。严重错误造成的伤害有时是改错也无法弥补的。认错赔礼起码可以多少给受害者一些心灵安慰，化解点悲愤情绪。许多情况就是欠一句态度真诚的认错道歉的话，使矛盾激化酿成更大的悲剧。其实，人非圣贤孰能无过？一个人的一生中不知要犯多少错误。人们正是在错误中汲取了教训，通过认错知晓犯错的根源和危害，从而改正错误使自己成长进步。

知错认错，有错必改，应该是一种正确的为人处世的态度。道理谁都明白，现实却是说起来容易做起来难，人们往往把认错当成一件很羞耻的事，很不情愿当众认错。

如上所述,道歉是一种用言语来进行的社会行为,因此不用言语就没有道歉。但是,只用言语而没有充分承担具体责任的实际行为(说出全部真相),就只是虚伪的道歉,只是逃避责任的道歉。虚伪的道歉或表现为"假惺惺道歉"(tongue-in-cheek apology),如"对这件事我比谁都感到对不起你,但是我当时确实不知道";或"'如果'式道歉"(if apology),如"如果让你受委屈了,对不起"。这类道歉的当事人只是说自己不该让你有委屈的感觉,却没有承认自己做错了什么,"委屈"也许是你自己太敏感、多心、偏执的缘故。为此,许多专门研究道歉的专家都指出,别低估了一声道歉,它不仅仅是一个姿态,而且事关基本的人性,是一种起码的态度,更是对责任的一种态度。所以学者们常常把"悔意"和"承担个人责任"当做真诚道歉的两个关键要素。法学家克利费尔德(John C. Kleefeld)就提出了著名的道歉 4R 定义,即悔意(remorse)、责任(responsibility)、决心(resolution)和补偿(reparation)。

2001 年,美国幽默作家麦考(Bruce MaCall)在《纽约时报》上发表《完美的非道歉的道歉》(*The Perfect Non-apology Apology*),将没有真正悔意的道歉指为"非道歉的道歉",并对其做了细致的分析,其中包括替上司扛过或替他人掩饰真相的"形式道歉"(formalistic apology)、为躲避更大罪责的"战术性道歉"(tactical apology)、无主语道歉("伤害已经造成,对此表示歉意")、利用道歉作解释和表白并反驳指责和批评的"解释性道歉"(explanation apology)等。

学者们还指出,道歉的悔意越真诚,承担的责任越明确,道歉就越有效,受害者和公众也就越能接受道歉,越能宽恕和原谅道歉者。但要指出的是,即使是真诚的道歉,受害者也没有必须对道歉者予以宽恕的道德义务。受害者的宽恕是一种善意的礼物,不是道歉的等价交换物。在道歉和宽恕之间起作用的是"同情"(感同身受,empathy),真诚的悔过释放出的是心灵的痛苦和煎熬,这会触发他人的同情,给以原谅和宽恕。有的时候,虽然受害者不一定原谅,但社会和公众会欢迎和接受真诚的道歉,因为真诚的道歉和忏悔有助于人际冲突或社会矛盾的和解,有助于整个社会恢复和维持文明的道德秩序。

二、道歉的力量

心理学家威廉·詹姆斯（William James）有一名言：“我们这一代人的最伟大发现是：人可以通过道歉的态度来改变人生。”

为了确保正义和公平得到伸张，人类社会在发展过程出现了道歉和司法两种方式。道歉和司法处于两个不同层面，前者不能替代后者，但前者在很大程度上能够防止后者的出现，即使到了司法层面，道歉也能大大缓解双方的敌对情绪。但学者斯蒂芬·科维（Stephen Covey）指出：真心、及时的道歉，需要强大的人格力量。

2006 年 1 月 26 日，美国著名电视节目主持人奥普拉·温弗雷（Oprah Winfrey）以“我犯了个错误”这句话作为脱口秀节目的开场白，令全国观众震惊。事情源自她在先前播出的电视节目中为著名作家弗雷的回忆录中的虚构辩护。她接着说：“为弗雷先生辩护让人感觉事实无关紧要。对此我深感抱歉。”因此，她赢得了人们的极大尊重，取得巨大成功。

2009 年 7 月 16 日，哈佛大学著名黑人教授亨利·盖兹被白人警察克劳利盘问，引起冲突，奥巴马总统在不明事情真相的情况下批评克劳利“种族主义”。后来，奥巴马亲自打电话给克劳利，为自己的过激反应道歉。

道歉是为自己的错误行为和过失承担责任，道歉关乎是非的判断，不是有没有“面子”的事。在文明社会，某人是不是做错了事情，需要有是非的辨别，需要承担责任，并不能够因为当事人的身份特殊，错的就变成了对的，或者明明错了，大家不能说，不能批评。

1998 年，在与佛罗里达大学 MBA 学生座谈时，有人问名列世界第二富豪的巴菲特（Warren Buffett）在生意上犯过哪些错误，答曰：“那要看你有多长时间听我说了！”接着历数自己投资的种种失误，滔滔不绝。他每年的致股东信，必有对自己当年所犯的错误做的自我检讨。

知名投资家乔治·索罗斯（George Soros）表示，他的优势在于“有认错的勇气”，他的快乐也来自于发现错误。他曾说，“对我而言，认识错误是感到自豪的事”，宣称自己的成功“来自于承认错误”。他甚至认为，不能面对自己的错误及其后果的人，在人品上都是不可靠的，因为不承认错误意味着不愿意承担责任,对这样的人,怎么能给予很高的评价? 怎么能对他抱有信心?

错误可以原谅,但拒绝承认错误就无法原谅,因为拒绝承认错误,不但不能从错误中受益,避免再犯类似的错误,还会为了掩盖一个错误而犯更多错误。

三、为何不道歉

西谚有云,犯错乃人之常情(To err is human)。其实,不肯道歉也是如此。心理学家告诉我们,人有保护自己的防卫功能,懂得用视而不见(denial)、合理化(justification)、自欺(self-deception)等手段拒绝认错。社会越进步,越文明,死不认错的技巧就越高超。

道歉厥如的一个重要原因,是中华文化中的"面子"问题。"面子"不仅是一种自尊意识,它还包含着社会名誉和社会地位。"面子"一方面成就人格价值,为了不丢"面子"而奋发图强;但另一方面,害怕丢面子就很容易对他人的行为(尤其是批评)反应激烈,睚眦必报,乃至"结下梁子"。人们之所以对许多"小事"反应激烈,往往不是因为事情的本身,而是因为他们强烈地感受到有损自己的面子。学者们指出,这种过激反应出自敏感而自卑的受害者心态。所以,在面子文化里,人们在交际时都要小心翼翼,稍不注意,就会惹人不快,甚至被动地"结下梁子"。

德国的幼儿园通常会让孩子们围绕一个主题,将各种表达方式混在一起,自编自唱。这些主题多是从小就应该学会的行为规范,"Entschuldigung"(德语:对不起)就是其中之一。让孩子从小学会道歉,也学会接受道歉,通过道歉去培养同理心,正是培养正常人格的必要阶梯。

我国著名美学家李泽厚先生称中华文化为"乐感文化",有别于西方的"罪感文化"和日本的"耻感文化"。"罪感文化"启发良知,冀望通过忏悔来减轻犯罪感;"耻感文化"强调羞耻,试图用严苛的修行来安抚心灵;"乐感文化"重视现世快乐,企图借伦常生活的快乐实现超越。在"乐感文化"中,忏悔道歉没有位置,因为它们的前提是正视罪的存在。

中国文化这一特点,根源在于性善论,所谓"人皆可以为尧舜",缺乏对人性中最深的黑暗——罪的认识与反省。我们的文化有懊悔、悔恨、悔过、悔悟、追悔莫及、悔不当初等,就是没有忏悔,没有道歉。

再说,中国文化是非宗教的,那就需要把某些人当做神化和信仰的对象,臣服于他们。换句话说,中国人缺乏精神上的独立,会向"家长"认错,却不会道歉。

四、道歉学的理性研究

美国人有寻根问底的癖好,对一些我们认为属于司空见惯、习以为常、鸡毛蒜皮的事情,也是如此。有一位罗伯特·恩赖特教授(Robert Enright)就创办了一个"国际原谅协会"(The International Forgiveness Institute),专门研究与"道歉"有关的问题。"世界上的事,怕就怕'认真'二字"。经年累月,在"道歉"这个命题下,也着实搞出了一些东西,让人们对这个"人类社会的行为、社交礼仪、做人处事的艺术"有了比较全面深入的认识。

在学理的层面观察"道歉",大致可以归纳出如下几点:

1. 没有冒犯行为,道歉便无从说起。
2. 道歉是一个道德层面的问题。
3. 道歉是对当事人所做的冒犯行为的回应。
4. 道歉是在错误行为面前转向"善"的行动。

西谚云:在完美的世界里,人们不需要道歉。但是,现实世界并不完美,伤害时有发生,随处可见,所以不能没有道歉。20世纪70年代的一部经典电影《爱情故事(Love Story)》中有这样一句名言:"爱意味着永远用不着说'对不起'"。其实恰恰相反,爱常常意味着说"对不起",道歉也是爱的一种表现。有人戏言,洋人常把"sorry"挂在嘴边,所以在公众场合看不到拌嘴骂街。心理学家盖瑞·查普曼(Gary Chapman)就说过:"在你的生活里,有一种东西是你必须学会,而且需要勇气和真诚才能做到的,它就是道歉。"莎士比亚(William Shakespeare,1564—1616)也在名剧《李尔王》(King Lear)中说:"为失败找借口,最后只会使伤口越来越深。"

道歉的道德意义在于因辨明了事实真相和正义是非而诚心认错,不是出于功利的"修复形象"的需要。为了挽回面子和修复形象而道歉,是诉诸冒犯者的自身利益意识,不是诉诸其道德认知。许多冒犯者往往把自身利益看得比道德认知更为重要，即便道歉有助于修复形象，他们也并不认为道歉是符合其自身利益的行为。更有甚者，觉得道歉不仅不能挽回面子，甚至道歉本身就是一件很没面子的事情。即使有人从他自己的利益出发劝他道歉，他也会觉得那是存心让他丢面子，破坏他的威信，损害他的利益。

社会学家认为，任何一个社会的道德习俗都与其核心价值不可分割，为做错的事情道歉就是最基本的道德习俗之一。英国经济学家凯恩斯（John Maynard Keynes，1883—1946）曾说过："我们说一个人是否正派，用的就是习俗道德的标准，用同样的标准，我们判断哪一种行为需要道歉，哪一种道歉可以接受或者不可以接受。"

自尊是人性中一个非常重要的部分，但它又往往是人们不愿意道歉的主要障碍，原因在于冒犯者：

1. 害怕失去控制　道歉往往意味着放弃控制权，把双方关系发展的决定权交给对方。这种难以控制事态发展的处境，会让人感到很不舒服，那些习惯处于控制地位的人更是难以忍受，所以冒犯者常常不愿意开口道歉。

2. 害怕被拒绝　请求饶恕的人很害怕遭到对方拒绝，因为他们认为这是对其整体的否定。

3. 害怕失败　这是人性的弱点之一。有的人认为，承认错误就等于表示自己待人处事存在缺陷，告诉别人"我是个失败者"。

美国德克萨斯州奥斯汀市圣爱德华大学的汉密尔顿·比兹利（Hamilton Beazley）教授就指出："没有人喜欢被拒绝，有些人甚至无法容忍被拒绝。请求饶恕对这些人来说比登天还难，因为他们知道接受或拒绝的权利完全掌握在对方手中，而结果很可能就是拒绝。"

在公共道德匮乏的环境里，拒绝道歉、死要面子就会成为冒犯者的常用伎俩。社会学家伯诺特（William Benoit）曾对这种行为做过研究，并总结出以下的规律：①抵赖，"我没错"；②大事化小，"有些不妥，但没全错"；③诿过，"不是我的错，与我无关"；④假羞愧，"虽不是我的错，但我也有责任"。

原谅意味着放弃惩罚，取消报复，对冒犯者的回归表示认可。原谅不是一种感觉，而是一个除掉障碍，不使冒犯行为成为挡在双方之间的障碍，让关系继续发展的决定。原谅带来和解，虽然这不意味着立即恢复信任，但起码能够做到求同存异。可是，与道歉一样，饶恕也不是一件容易的事情，因为：

1. 饶恕有可能需要被冒犯者放弃寻求公正。人的习惯思维常常认为，冒犯者"罪有应得"，不值得原谅。

2. 冒犯者没有做出必要的道歉。许多人的饶恕都有一定的条件，即冒犯者的道歉、悔改、补偿。

3. 冒犯的不良后果将持续存在一段时间。当机体或心理受到某种程度的伤害后，不良后果的存在必然会阻碍被冒犯者饶恕。

4. 冒犯行为性质恶劣且一再重犯。

专家们认为，有待原谅的过错可分为非道德过错和道德过错两种，前者无需强求道歉，但后者则是一道永远横亘在双方之间的隔离墙，只有道歉和原谅才能将其拆除。倘若冒犯者拒绝为自己的道德过错道歉，我们可以把冒犯者及其过错托付给良知，而不是寻求报复。对待冒犯者的态度，彰显被冒犯者的个人修养和人格力量。

五、道歉的艺术

畅销书作家盖瑞·查普曼（Gary Chapman）和著名心理咨询师詹妮弗·托马斯（Jennifer Thomas）通过多年的咨询和研究认为，道歉可被视为一种艺术，而且是可以学习的艺术。

现实生活中，我们往往可以看到一方真诚道歉，另一方不以为然，双方难以达成和解。由此可见，道歉除了怀有真诚的意愿外，还应该掌握道歉的艺术。

就道歉的时间而言，英国学者托马斯·富勒（Thomas Fuller, 1608—1661）指出：若要悔改，越早越好；犹豫之时，许已晚矣。专门研究"道歉心理学"的美国马萨诸塞大学森瑟·弗朗兹博士认为，最佳的道歉时机是冒犯发生后的48 小时内，错过后就最好不要旧事重提。而必要的解释，也须雨过天晴，大家心平气和之后再说。

学者们特别强调的是，道歉是"请求"原谅，而不是"要求"原谅，两者有着非常重要的区别。原谅，是一种选择，是选择放弃惩罚，让对方重新回到我们的生活中。原谅，也是一件白白得来的礼物，如果是要求得到的东西，就不是白白得来的礼物了。

就具体内容而言，道歉艺术包含五个最主要的方面，也可称为五种语言。它们没有轻重主次之分，但有个人使用习惯之别。在现实生活中，若能知己知彼，善用其中之一二，便常可收意外之惊喜。

（一）道歉语言一：表达歉意，说"对不起"

美国当代作家罗伯特·富尔格姆（Robert Fulghum）在《生命中不可错过的智慧（*All I Really Need to Know I Learned in Kindergarten*）》中，把"伤害别人时要说'对不起'"列为他学到的一条最重要的处世原则，因为，表达歉意是良好关系的基石。

值得注意的是，人的肢体语言和表达歉意的语言往往是一致的，甚至前者比后者更可信。如果在说"对不起"的时候低着头，声音轻柔，面露羞涩，说明道歉是真诚的；相反，如果目光游移，怒目圆睁，甚至咆哮怒吼，则表示道歉是敷衍的。

（二）道歉语言二：承认过错，说"我错了"

许多人都有这样的误解：承认错误就是软弱，只有失败者才会认错，聪明人能够千方百计地证明自己的行为是正当的。实际上，道歉时仅说"对不起"是远远不够的，人们想要知道的是：你是否真正明白了自己的所作所为是错误的。

追根溯源，这种自我开脱的种子是在童年时播下的。如果小孩子因为一个小小的过失而受到过度的惩罚、谴责或羞辱，其自尊就会降低，并在潜意识中把错误行为和丧失自尊等同起来，甚至延伸为承认错误就意味着"坏"。在这种情感模式中成长起来的孩子，成年后就很难承认自己的错误。

按理说，我们应该知道如何摆脱被扭曲的童年情感模式，勇于为自己的行为承担责任。但有不少人延续着病态的思路，习惯于为自己的过错辩解，强词夺理。

美国成功激励公司（Success Motivation, Inc.）的创始人保罗·麦尔（Paul J. Meyer）说过："成功的最重要因素之一就是坦然承认自己的过错。"美国医师斯宾赛·约翰逊（Spencer Johnson）也曾说："真正的强大，在于有足够的智慧和勇气知错就改。"

(三) 道歉语言三:弥补过失,说"我能做些什么来弥补你?"

为过错补偿的"弥补"观念,深嵌在人类灵魂里,法律体系和人际关系都深受这个观念的影响。美国著名牧师安迪·斯坦利(Andy Stanley)在《"好人"叩开天堂门(*Since Nobody's Perfect... How Good is Good Enough?*)》一书中写道:"真正的歉意体现在为自己给别人造成的痛苦做出赔偿的意愿之中。人的内心应该有个声音在说:'我应该做点什么事情,以补偿我的行为所造成的损失。'"

最有效的赔偿是在适当的时间和场合,用适当的语言和方式表达爱心,另外再加上赔付或归还被剥夺的东西(包括物质的和声誉的)。

(四) 道歉语言四:真诚悔改,说"我会努力不再做这样的事!"

就道歉艺术而言,"悔改"意味着一个人已经认识到其行为的破坏性,他为给对方造成的痛苦深感抱歉,并决定改变自己的行为方式。

(五) 道歉语言五:请求饶恕,说"请你原谅我,好吗?"

请求原谅说明冒犯者意识到自己做错了事情,自己在有意或无意间冒犯了对方。请求饶恕是承认自己的内疚感,表明自己知道应该受到谴责或者惩罚。

请求原谅表明冒犯者愿意把双方关系如何发展交给被冒犯的人来决定。对那些控制欲很强的人来说,请求饶恕,交出控制权是很难的。

请求原谅表示冒犯者希望被冒犯者恢复关系。冒犯一旦发生,两人之间即会形成一道感情障碍。只有清除这个障碍,关系才能得到进一步发展。道歉的目的就是消除这个障碍。对于被冒犯者来说,这个请求表明冒犯者真心希望彼此关系得以恢复。

美国德州达拉斯(Dallas)市一家宾馆制订了应对愤怒顾客的 LEARN 五步曲原则,常被许多专家作道歉专题演讲时引用:

1. L(listen)=倾听。倾听顾客的投诉。

2. E(empathize)=理解。让顾客知道你对他们生气的原因表示理解。

3. A(apologize)=道歉。

4. R(response)=回应。努力纠正错误。

5. N(notify)=告知。再次和顾客取得联系,让他们知道处理措施。

著名语言学家威廉·萨费尔（William Safire）说，有一种叫"无主语过错"的不悔过，它"用被动推诿的方法来一面承认错误，一面为犯错者开脱责任"。无主语过错看上去是对过去的过错表示遗憾，但它所表示的过错没有明确的过错者，所以，即使有抱歉的意思，充其量也只是"看似道歉的不道歉"。《纽约时报》将无主语过错挖苦为"经典的（政治）语言产品"，评论家威廉·施奈德（William Schneider）则说，这是一种"为过去开脱"（past exonerative）的修辞语式，是老于世故的政客们惯用的说辞。

与此相似的，至少还有其他三种看似道歉的不道歉。第一种叫"其实可能是你错"。商业伦理专家劳伦·布鲁姆（Lauren Bloom）在《道歉的艺术》一书中指出，政客们喜欢使用一种叫"如果……"的道歉句式。例如，美国前总统克林顿（Bill Clinton）对纽约州前州长马里奥·柯莫（Mario Cuomo）做过这样的道歉："如果我说的话对柯莫州长或其他意大利裔美国人有所不敬，那么我在此深表歉意。"这种说话方式暗含："是他们太敏感，不是我真的说错了什么"。这与其说是真想道歉，还不如说是一种自我辩解的说辞。这种策略性的道歉，往往是迫于某种压力而不得不做出的妥协姿态。

第二种是以解释来道歉，它虽然不否定做过的错事，但强调的却是发生错误的"客观"原因。其实，解释与道歉并不一定相互矛盾或抵消。1980 年，德国对纳粹时期"日常生活"的研究引发过关于解释与悔罪问题的争论，后来达成的基本共识是，解释是为了弄清罪过发生的缘由，但不是为了给罪犯脱罪。

第三种是替人受过的道歉，也就是迫于压力，由责任层次较低的人顶下罪过，做出某种道歉的姿态，以保护对罪过真正负有责任的高位者；或根本就是高位者强迫低位者为过错承担责任，并做出表面的道歉。这种道歉的目的，是渡过舆论难关，而不是真正追究罪责并有所忏悔。

要求别人道歉要比自己道歉来得容易。对待他人，与其责问他"你为什么不道歉"，不如等他自己慢慢醒悟。对待自己，如果我曾经做过什么错事，那么在别人责问我之前就有所道歉则比较真诚，而且也比较可能得到别人的原谅。

六、道歉在医疗中的重要作用

美国官方在 1999 年公开承认："（医疗）失误每年夺走多达 98 000 名美

国患者的生命"。2007年,哈佛大学公共卫生系副教授史都德在《健康事务》(*Health Affairs*)披露,美国每年有18.1万人因医院错误而遭到严重伤害,但只有3万人提出起诉要求索赔。许多人没有索赔是因为他们没有发现自己是医疗事故的受害者,否则,每年的医疗事故赔偿金额将从目前的58亿美元增加到70~223亿美元。

虽然在实施医疗行为的过程中,医疗卫生从业人员无不设法提供完美的服务,但现实是,令患者无法满意的事情,随时随地都有可能发生。大量事实证明,当患者处于不满、生气、发怒的时候,他们最想听到的是道歉,而不是借口,即使对方的辩解并非毫无道理。而当医师为自己的过失道歉后,事情的结局一般都非常令人满意。

哈佛大学医学院院长琼里德认为,当医师马上承认错误时,患者或家属就会觉得非常安慰和放松。波士曼等人在2009年《健康和生命科学法则期刊》(*Journal of Health & Life Sciences Law*)上撰文指出,愿意承认错误不仅仅是正确的行为规范,更是一项精明的商业策略。

美国的医疗事故赔偿金额高昂,所以医师必须购买昂贵的医疗事故保险(malpractice insurance),而且必须提高医疗费用以支付保险费。自2002年起,密西根大学卫生系统(University of Michigan Health System)鼓励医师为工作中的失误向患者道歉,在患者提出起诉前先承认错误并提供赔偿。后来,系统特聘律师里克·布斯曼对该项行动做了一次全面认真的检讨,结果显示,整个系统发生的医疗事故诉讼从2001年的121例下降到2006年的61例,未解决的索赔案从2001年的262例下降到2006年的106例和2007年的83例。在2001~2007年之间的平均处理索赔时间从20个月下降到8个月,平均索赔金额减少了1/2,保险储备金减少了2/3,年度律师代理费则从实施这个行动前的300万美元下降到100万美元。这种做法引起其他医学院校仿效,如波士顿医学中心、伊利诺伊大学医学院和斯坦福大学医院等。

美国科罗拉多州的一位外科医师迈克·伍兹写了一本书,名为《医疗的话语:道歉在医学界的力量》。他在书中写道:一个早已被商界奉行的真理还有待医学界去发现和拥抱:道歉与金钱或者是非与对错无关,对于买方(患者)还是卖方(医师)都是如此。道歉的关键是展现道歉者对患者的尊重、理解及使患者满意的承诺;道歉也展现了接受道歉的人的大度,因为他们应该看到道歉者也是人,也会犯错误,因此也值得被原谅。

但也必须强调,凡事都不宜走极端,医师与患者及其家属见面,有时是为了解释为什么当时的治疗是合适的,并非凡见面都要道歉。哈顿研究院的法律政策中心主任科普兰还认为,要使道歉有用,必须向医师提供一些保护,不让他们的诚实成为法庭上对他们不利的证据,确保医师的道歉不能在法庭上作为医疗事故的证据。正因为如此,美国一家保险公司已经公开鼓励投保的医师首先进行道歉,承诺不把医师的道歉作为索赔评判的考虑因素。

近年,医患关系处于高度紧张状态,医疗纠纷和医疗诉讼层出不穷,在这"最危险的时刻",谈论和学习道歉艺术就更有意义了。

当然,知易行难,将道歉的话说出口,不但要改变业已形成的思维方式,要克服长期以来的传统影响,要排除自己内心深处的心理障碍,更要抵御来自各方的非议、批评、指责,要"逆潮流而动"。但从另外一个角度看,当"道歉"成为非常珍稀的品行时,医务人员的只言片语的道歉,甚至一个尴尬羞涩的道歉表示,也会令患者感动不已。毕竟,人性是不会泯灭的。

第十一章
如何慎用医患沟通中幽默的润滑作用

口腔诊所的经营者都有这样的共识:富有幽默感的医师特别擅长医患沟通,格外受患者的青睐和欢迎。

一、缘由和溯源

2013 年 5 月,台湾清华大学原校长刘炯朗接受《南方周末》专访,在谈及大学生应有的禀赋时说:我们希望学生有创新能力,有领导能力,有口才,有聆听的习惯,有幽默感。

大学生应该"有幽默感"! 何其新鲜,发人遐思。

校友叙旧,亲朋忆昔,免不了会开几句玩笑增强感情。纵是严肃场合,紧急状态,插入几句妙语也有调节气氛之妙。对此,人多指谓"幽默"。例如,由伦敦的希思罗机场到奥运村,本来只需 45 分钟,但司机迷路,一接载美国运动员的汽车花了整整 4 个小时,才把运动员送到目的地。伦敦市长约翰逊(Boris Johnson)在记者会上回答记者提问时,不慌不忙地回答:"他们踏上了一次意想不到的观光之旅。"又如,1981 年 3 月 30 日,就任只有 70 天的美国总统里根(Ronald Reagan,1911—2004)受枪伤,肺部中弹,但依然在手术后对忧心忡忡的夫人说:"亲爱的,我忘了要弯下身来"(Honey, I forgot to duck.)。

幽默,本一直存在于人类文化生活之中,但中国传统文论中并无此词。现今普遍认为,"幽默"二字是林语堂先生在 1924 年首次将英文"humor"音译而引入中国的。而 humor 的广泛应用,人们多将之归功于英国人文主义戏剧家琼生(Ben Jonson,1572—1637),也公认英国人是最讲幽默的。在西方社会,humor 被推崇为高雅行为,他们还把 4 月 1 日定为"愚人节"呢。

尽管早在公元前 2500 年的典籍中就出现了"幽默"二字,但古汉语中的

"幽默"与现在作为音译的"幽默"并无关系,儒家强调的是严格的礼节。鲁迅先生曾明示:"'幽默'既非国产,中国人也不是长于'幽默'的人民。"周立波也说过,"幽默是自信的表现,这个民族幽默了,这个民族就有希望了。"这,该如何评说?

二、特点

那么,"幽默"究竟是什么呢?虽然它有着悠久的历史,也被广泛应用于生活,可是对它的认识仍未清晰,纵是词典也有不同解释。漫画家方成说过,连幽默大家侯宝林也弄不清"幽默"到底是什么,足证"幽默"二字之难以讲得清楚。按他的理解,幽默就是"有的话不能直接说,又憋不住,于是就想办法找个空子,转弯抹角地说出来"。

在《个性与幽默感》(*Personality and Sense of Humor*)一书里,以色列学者艾弗纳·兹夫(Avner Ziv)按社会功能把幽默分为五种:①攻击型幽默:用幽默来嘲讽挖苦,从而使别人丢脸,伤害别人的自尊;②性幽默:涉性或猥亵的语言或暗示会带来情趣,也可能构成骚扰;③社交幽默:它帮助个体间沟通、引起他人注意、轻松场面、化解紧张,或用自嘲来挽回面子;④克服焦虑的幽默:用以缓解压抑、克服忧郁和不安,令人得以用乐观的态度对待人生中不如意的事情;⑤智力型幽默:表现与众不同的看法和思考,可以是真智慧,也可以说抖机灵,耍小聪明。

显而易见,在牙科诊所这个特定环境里,第四种幽默是最适合的,其次是第五种,另外三种幽默,虽然也可称为幽默,但绝不应该使用。话虽这么说,可是要清晰地认识和界定幽默,恰如其分地使用幽默,还真不是那么容易的呢。既然如此,不如从它的特点入手,也许会对了解其定义有所助益。

有关牙科诊室内医患沟通的幽默小段子,古已有之。比如,关于拔牙收费与治疗时间,一个西方幽默的经典桥段是:患者去拔牙,口腔医师很快就帮助患者拔好了,患者疑惑地问:"为什么您拔一颗牙只需要短短 5 分钟,却收费 150 美元?"幽默的医师回答:"您如果觉得 5 分钟太短,我其实可以给您拔上 50 分钟。"医师没有正面回答价格问题,而是用幽默感解除了尴尬。

幽默的一个鲜明特点就是意会性,即"只可意会,不可言传。"

被誉为"幽默大师"的林语堂在《论幽默》中如是说:"凡善于幽默的人,其谐趣必愈幽隐;而善于鉴赏幽默的人,其欣赏尤在于内心静默的理会,大有不可与外人道之滋味。与粗鄙的笑话不同,幽默愈幽愈默而愈妙。"由此可见,幽默既非通过"明言"相传,也非用直露的方式表达,而是通过人的揣摩、咀嚼、联想、玩味等思维过程来会意。

1963 年,美国物理学家奥本海默(Julius Oppenheimer,1904—1967)荣获美国原子能方面的最高奖励——费米奖。颁奖典礼上,他在走向主席台时打了一个趔趄,担任主持人的美国总统约翰逊(Lyndon Johnson,1908—1973)伸手扶了他一把。奥本海默轻轻推开他的手,说:"总统先生,当一个人行将衰老的时候,你去扶他是没有用处的,只有那些年轻人才需要你去扶持。"传说,法国作家萧伯纳(George Shaw,1856—1950)巧遇一贵妇,贵妇说,我们结婚,生个孩子,肯定像你一样聪明,像我一样漂亮。萧伯纳回答说,不一定。要是像我一样丑陋,像你一样愚蠢怎么办呢?

幽默的另一个显著特点是创新性。

欧美学者对幽默的研究都把创新能力放在重要位置,把幽默视为创新能力与国民素质的核心部分。著名作家马克·吐温(Mark Twain,1835—1910)曾在一次酒会上用"狗娘养的"骂一些国会议员虚伪,后者要求其道歉,两天后他登报声明:"前日鄙人在酒会上说'美国的一些国会议员是狗娘养的',此话错矣,我深表歉意,并郑重声明:'美国国会中一些议员不是狗娘养的'。"

幽默还有一个人所共知的特点:智慧。幽默与智慧结伴而行,没有智慧的人硬要模仿时常油嘴滑舌,尖酸刻薄,与耍嘴皮子无异。

有一年圣诞,一些文人应邀去意大利佛罗伦萨度假,聊天时说到 20 世纪80 年代的朦胧诗被有些人批评说看不懂,著名画家黄永玉说:"鸟叫很好听,但是谁知道它叫什么呢?"漫画家方成和一友人闲坐无聊,友人说:"咱们喝两口。"他说:"好啊,我打电话再叫两个来。"不一会儿来了两位,其中之一进门就说:"我们是招之即来。"方成立即接答:"你们是挥之不去。"1980 年,里根在总统竞选讲话时,原本想说卡特(James Earl Carter)带来"经济衰退",却说成了"经济萧条",引起一阵骚动。不料,里根却能及时补救,幽默地解释:"如果卡特一定要拿到定义,我可以这么给他下:你的邻居失业叫衰退,你自己失业叫萧条,而卡特的失业——则叫复苏。"

　　在真实的牙科诊疗沟通中,患者对牙医的提出一些对治疗效果过分的期待与要求时,医生既可以表示出为难,但是更可以用轻松幽默来化解,并取得患者的理解。如:当患者做完烤瓷贴面美学修复时,问医生:"我花了这么多钱,您花了这么大工夫,做的这颗牙能够管保用一辈子吗?"一位意大利著名的美学牙科修复大师是这样回答的:"就连上帝给您的这副牙齿,都不能打包票用上一辈子,我就更不是上帝了,这个问题……"

　　此外,幽默有一个常被人忽视的重要特点,那就是它的高格调。幽默与教养密不可分,没有教养的幽默是装腔作势、颐指气使、尖酸刻薄、粗野放肆。

　　美国前总统里根在 1980 年遇刺受伤,情况危急,进入手术室前,他对大夫和护士说:"麻烦你们告诉我,你们都是共和党人。"医师们心领神会,笑着回答:"总统先生,我们向您宣誓,今天我们全是共和党人。"侯宝林访美国时,外国记者问他:"美国总统里根原来是个演员,您也是个演员,在中国可有他那样的荣誉?"侯宝林答:"里根先生我知道,他是二级演员,我是一级的。"

　　有人说,语言是一个人教养的标志,这并非耸人听闻的夸大其词。教养的传承,不仅包括行为举止、衣着打扮、待人接物,还包括幽默的言谈和表达。从文艺复兴时期起,幽默就被认为是有教养、符合礼仪的行为和语言。有教养的语言不需要板着面孔,一本正经,装腔作势、颐指气使,它其实总是具有幽默、轻松、机智的特点。有教养的语言说理而不专横,优雅而不粗俗,得体而不放肆、轻松而不做作。

　　按照林语堂的说法,"有相当的人生观、参透道理、说话近情的人,才会写出幽默作品。无论哪一国的文化、生活、文学、思想,均是用幽默滋润的。没有幽默滋润的国民,其文化必日趋虚伪,生活必日趋欺诈,思想必日趋迂腐,文学必日趋干枯,而人的心灵必日趋顽固。其结果必有天下相率而为伪的生活与文章,也必多表面激昂慷慨,内心老朽霉腐,五分热诚,半世麻木,喜怒无常,多愁善病,神经过敏,歇斯底里,夸大狂,忧郁狂等心理变态。"

　　需要强调的一点是,善于幽默的人,决非糊里糊涂,"脑子进水",或圆滑世故,毫无原则,他们必定是观人审事入木三分,敢于直言不讳的人。

　　牙科诊室里,在诊疗环境下,主诊医生既是一个严肃而职业的形象,牙医也可以充分展示自身高雅的幽默,通过对疾病对人生的理解,来取得患者的更加深入的信任和友谊。比如,当年一位中央德高望重的老革命家,在特诊室对年轻医生草率的一句"这个牙坏成这样,已经保不住,必须得拔"而大为火光时,幽默的特诊科老主任笑眯眯地走过来解释说:"某老,您的这颗革命的牙齿,陪同您爬过雪山越过草地,啃过草根、嚼过皮带……经过多么多年艰苦岁月的洗礼,牙槽骨已经吸收得完全松动没法保住了……"

上面说了幽默那么些特点,还必须强调"笑"这个基本属性。人类是唯一会笑的动物,笑被认为是代表人性和人性自由的力量。幽默会引起笑,这是人所共知的。但是,幽默并不等同于"笑"。

幽默借助似是而非或似非而是的手法,巧妙、灵活、风趣,因此更多的是产生令人哑然失笑或会心一笑的效果,比开怀大笑更精致,更能带来思考的满足,更难忘,是更理智、更成熟的笑。幽默的笑不伤害人,不恶心人,不挖苦人,不尖酸刻薄,不粗野放肆,不以贬低别人为目的,不以讽刺挖苦为乐趣,是奥地利精神分析学家弗洛伊德(Sigmund Freud,1856—1939)所说的"无害的笑"。

在人类的日常生活里,"笑"是不可或缺的一种感情表达方式,尽管其背后的真实含义多种多样。在众多能够产生"笑"的效应的方式中,被经常提及的有幽默、诙谐和滑稽。幽默和诙谐有颇多相似之处,但与滑稽则有本质的区别。滑稽,滑乃乱的意思,稽有同的意思。林语堂在《论幽默》中就指出:"'幽默'一词与中国的老词儿'滑稽',两者颇多混乱之处。滑稽一词包括低级的笑谈,意思只是指一个人存心想逗笑。我想,幽默一词指的是'亦庄亦谐'。"在他看来,幽默的笑最上乘,"各种风调之中,幽默最富感情"。"幽默既不像滑稽那样使人傻笑,也不是像冷嘲那样使人于笑后而觉着辛辣。它是极适中的,使人在理知上,以后在情感上感到会心的甜蜜的微笑的一种东西。"

现在一般认为滑稽是喜剧性的表现形式之一,以言语、动作、形象等引人发笑,它有时还难免带庸俗成分,通过嘲笑与插科打诨乃至越出常规的荒诞方式,揭露对象的自相矛盾和可笑之处,达到批评讽刺的目的。滑稽的表现形态常见于戏剧(特别是哑剧、滑稽剧等)、小说、相声、小品、漫画及日常生活。现在流行的"黄段子"或"荤笑话"可以很滑稽,但不是真正的幽默。

三、作用

列宁(Владимир Ильич Ульянов,1870—1924)说过,"幽默是一种优美的、

健康的品质。"挪威一项研究显示,拥有幽默感的人比缺少生活乐趣者更长寿,极具幽默感的癌症患者的死亡率比缺乏幽默感者低 70%。宾夕法尼亚州立大学(Pennsylvania State University)在 2011 年的一项研究还发现,开怀大笑跟拿到一张数额巨大的奖金支票时所刺激到的是大脑中相同的一些区域。

一些科学研究还证明,沉闷乏味的人和具有幽默感的人在以下几个方面存在着差异:

1. 智商　幽默感测试成绩较高的人,智商测验成绩也较高;缺少幽默感的人,智商平平,缺乏应变能力。

2. 人际关系　有幽默感的人,人缘比较好,可在短时间内缩短人际交往的距离,赢得他人的好感和信赖;缺乏幽默感的人,在人际交往上有一定障碍,在他人心目中的形象比较差。

3. 工作业绩　在工作中善用幽默的人,总能保持良好的心态。调查发现,工作中取得成就的人,并非都是最勤奋的人,往往是善解人意和富幽默感的人。

4. 面对困难　幽默使人在困难前更乐观、豁达、自如,比较容易消除紧张和焦虑;缺乏幽默感的人心理负担沉重,难以解脱。

企业管理专家也发现,幽默有助于消除敌意,缓解摩擦,防止矛盾升级,激励士气,提高生产效率。美国科罗拉多州一家公司通过调查证实,参加过幽默训练的中层主管,在 9 个月内业绩提高了 15%,病假次数则减少了 1/2。事实证明,幽默可以化解压力,有很高的主观幸福感与乐观人格,可以提高人际交往能力,营造和谐的人际关系。

关于幽默在社会上所起的作用,德国著名社会学教授齐德费尔德(Anton Zijderveld)在其成名作"幽默社会学"(Soziologie des Humors)中表示,政治笑话虽然不能改变社会,但幽默对于人心的影响很重要,这就是"幽默"之所以恒常受到独裁者百般阻挠和严厉惩罚的原因。2015 年 1 月 7 日发生在法国巴黎的政治漫画周刊受恐怖袭击一事,也为此说做出了最有力的注解。

四、实践

幽默有那么多特点,还有如此多好处,当然广受欢迎。综上所述,幽默虽然格调高雅,独辟蹊径,充满智慧,相信你我之辈绝非"愚不可及",必定能够掌握个中奥妙。

有智者言，"笑"有三个层次：第一个层次是笑别人；第二个层次是笑自己；第三个层次不笑任何人，既不笑别人，也不笑自己，它笑的是世间万物，此乃笑的最高境界。

美国前总统林肯（Abraham Lincoln, 1809—1865）长相很丑，却常以自嘲增添个人魅力。一次，对手攻击他"说一套，做一套，有两张脸"，他平静地回答："刚才那位先生说我有两张脸。如果我 真有两张脸的话，我能带着这张丑脸来见大家吗？"

加拿大卡尔加里（Calgary）的公共演说家、作家和职场幽默顾问迈克尔·克尔（Michael Kerr）说，在开玩笑的时候，要保证语气友善、不带讽刺，并做好幽默应答别人的准备，最好把玩笑对象转移到自己身上来，比如说"一般人可不会做刚才我做的那种事"或者"不错，今天我感觉压力山大。"

纽约的幽默教练安德鲁·塔文（Andrew Tarvin）还告诫人们：懂得察言观色、恰当选择玩笑内容非常重要，如果听者变得紧张、转移视线或者眯上眼睛，就说明这不是说俏皮话的时候。

如能按照这三个层次来要求自己，审视他人，只要假以时日，终可以幽默看待世上万物，更能够以幽默态度对待自己的人生。

最后需要强调的是，幽默不能提倡。聪明绝顶的钱钟书说："幽默提倡以后，并不产生幽默家，只添了无数弄笔墨的小花脸。挂了幽默的招牌，小花脸的身份当然大增……但他跟真正有幽默者绝然不同。真有幽默的人能笑，我们跟着他笑。假充幽默的小花脸可笑，我们对着他笑。小花脸使我们笑，并非因为他有幽默，只因我们自己有幽默。提倡幽默作为一个口号，一个标准，正是缺乏幽默的举动。这不是幽默，这是一本正经的宣传幽默，板了面孔的说笑。"

综上所述，幽默固然好，行之实在难。环视周围，我们总会发现善用幽默之人，他们不但与同事相处甚欢，还能在医患沟通时长袖善舞，尽享让人羡慕不已的"患者缘"。但也必须指出，和同事幽默易，与患者幽默难。在事关健康医疗的事情上，如果缺乏悲天悯人的情结，没有一定程度的人文修养，掌握不住稳妥适宜的度，切忌与备受疾病之苦的患者幽默，由此所致的恶性事件绝非罕见，令人刻骨铭心。如此看来，刘炯朗校长提出大学生应该具备幽默禀赋的见解，可谓真知灼见啊。

··· 第十二章
如何克服医患沟通中浮躁的拮抗作用

如前文所述,浮躁之情严重妨碍有效的医患沟通,被视为"拮抗剂",所以有必要对它做进一步分析讨论。

一、概念

"浮躁"这个字眼,当今越发流行,可见浮躁已弥见于社会各角落。何为"浮躁"?

查词典,浮躁的解释各有特点:

1. 急躁,不沉稳。

2. 轻浮、急躁。轻浮指凡事只看表面,不喜深入探究;急躁指只图尽快达到目的,不惜长远利益。

3. 轻浮,做事无恒心,见异思迁,不安分守己,投机取巧,无所事事,脾气大。

4. "躁"的意思是心里有众多东西在动,"浮"的意思是漂流,组合在一起的意思是"心里有众多的东西在动,又没有地方可让其落脚,因此到处飘荡。"

还有人用诗一样的语言表达:浮躁就是不能静下心来做事／浮躁是现在社会普遍的一个现象／最明显的就是急功近利／做什么事只想一蹴而就⋯⋯

二、表现

对于人这种群居动物来说,"比较"几乎是所有不幸和幸福的源头,比成绩、比学历、比升迁、比车房、比谁的关系更硬、比谁的对象更靓、比谁的孩子更出息,浮躁的种种表现也由此而生。

浮躁的特点就是对现有目标的专注度不够、耐心度不足。它往往表现为：

1. 心神不定　面对急剧变化心中无底，不知所为，恐慌忧虑，对前途毫无信心。

2. 焦躁不安　烦躁焦虑，攀比计较，急功近利。

3. 盲动冒险　情绪取代理智，行动前缺乏思考，只顾眼前利益，不惜违法乱纪。

学者们注意到，较之年纪大的人，浮躁问题在年纪比较轻的人群中更为突出和严重，因为从社会心理学角度来看，他们的公平理念更强烈，对"幸福"的期望值更高，但"出人头地"的机会更少。

两年前，谷歌（Google）发布一个数据库，涵盖了 1500~2008 年之间出版的 520 万本图书。美国学者简·特文奇（Jean Twenge）等人借此比较各种词汇在不同年代的使用频率，了解社会文化的演变。他们发现，1960~2008 年的48 年里，"个人的"、"自我"、"独特"、"我可以自己来"这样的词语和短语使用越来越频繁，而"社区"、"集体"、"部落"、"分享"、"联合"、"公益"这样的群体性词语和短语日渐式微。佩林·凯瑟比尔（Pelin Kesebir）和塞林·凯瑟比尔（Selin Kesebir）则发现，"美德"、"正派"、"良知"、"诚实"、"耐心"、"怜悯"的使用次数较前少了很多；"勇敢"和"坚韧"等表达勇气的词汇使用率下降了 66%，"感激"和"感谢"等谢辞的使用率下降了 49%，"朴素"和"谦逊"等表示谦虚的词使用率下降 52%，"亲切"和"乐于助人"等表示怜悯心的词使用率下降 56%。乔治梅森大学（George Mason University）的丹尼尔·克莱恩（Daniel Klein）发现，带强烈个人情绪的"偏好"这个词的使用率在 1930 年以后突然出现大幅提升；而"信念"、"智慧"、"应当"和"审慎"之类的词的使用率持续下降。他们得出结论：在过去半个世纪里，社会变得更加个人化，道德意识在减弱。

被誉为最杰出的中国观察家之一的美国乔治·华盛顿大学（George Washington University）政治学教授沈大伟（David Shambaugh）在采访了中国和世界上的多位关键人物后，于 2013 年 2 月出版了《中国走向世界：部分影响力》（*China goes global: partial power*）一书。在画龙点睛的最后一章里，作者善意地委婉指出了中国当前存在的不满、气馁、幽怨、愤怒、狭隘、自私、重商、孤独等浮躁之气。

2015 年 1 月 6 日,苏州大学特聘教授、苏州大学创新创业研究中心主任董洁林在英国《金融时报》发表《中国创新到底怎么样?》一文指出,为了可持续地产出流芳百世的科学家和科学成果,需要克服"浮躁地、系统性地以功利作为激励手段"的做法。

三、原因

人为什么会产生浮躁的心理呢?

从文化传统看,自古至今,中国人经历无数战争和政治动乱,惊心动魄,可歌可泣,久而久之,忧虑之心随之而生。所谓"未雨绸缪"、"居安思危"、"防人之心不可无"、"小心驶得万年船"、"不怕一万,只怕万一"等,说是为了令人们生活得安全些,其实,这些思想潜移默化地影响着传统文化,令人始终有一种不安定的恐惧,今天不知明天事,"远水解不了近渴","今朝有酒今朝醉"。

从社会变迁讲,浮躁心理往往和社会转型有密切关系。有学者直言不讳地说,自打中国的大门被洋人打破闯进来之后,中国人就开始浮躁了。从那时起,国人就开始向西方学习,而且从开始起就打定主意乎其上,学西方最好的,迎头赶上,而且要超过他们。为了在最短的时间里达成,那就走捷径,抄近路赶上去。看看今天的浮躁,虽有急于改变的心气,但本质上就是不愿意脚踏实地。

著名经济学家茅于轼曾撰文指出,中国已经崛起,这并非空穴来风,过去30 年取得的经济成就,在全世界可说首屈一指。可是同样叫人丧气的是,社会怨气特别大,社会矛盾特别多。一方面大家生活都改善了,另一方面很少有人感到满意,倒是牢骚特别多。这样的情况在全世界恐怕也可算是独一无二的。外国人对此觉得无法解释,我们自己也说不太清楚。

从时代进步说,高科技的特点就是快节奏。在追求速度、效率和捷径的同时,很容易忽略了耐心和等待,甚至忘掉了一些根本的东西。以摄影为例,本来,摄影是眼睛的延伸、价值的肯定,它帮不在现场的人看事情,把大家没看到的内在意义彰显出来。最重要的是,它透过记录来肯定某些价值,替随时都在消失的片刻留下永恒的瞬间。从前,一张成功的照片非常难得,光圈、快门速度、焦距、角度、构图取舍、瞬间选择、暗房作业、材料掌控,缺一不可。正因为如此，摄影人在整个过程都会怀抱虔诚戒慎的心态。获得一张好作品时，感恩之心油然而生，那是天时、地利、人和的结晶。现在完全变了，科技进步推出了名副其实的"傻瓜机"，一切都自动化了，想要拍一张失败的照片都难。于是，漫不经心、随意按快门的人愈来愈多，连专业摄影师也不知不觉落入这个陷阱。殊不知，没有虔诚之心，缺乏严谨态度，根本无法拍到真正的好照片。

从个人意识看，人与人的攀比是产生浮躁的直接原因。传统人（traditional man）知道，如果不依赖神或者别人，自己将一事无成，甚至无法生活；现代人（modern man）则觉得什么都应该自己来做，什么都可以做得到。因为攀比，失去了准确的自我定位，对社会生存环境不适应，对自己生存状态不满意，过火的欲望油然而生，或敏感冒险，或随波逐流。

还有人从心理角度分析，认为浮躁是各种心理疾病的根源之一。最近，瑞典乌普萨拉大学（Uppsala University）科学家发表的一项研究结果显示，人们对一场表演鼓掌欢呼的程度并不取决于表演的水平，而更多地取决于观众间的相互影响，也就是人们常说的"从众"。欢呼往往是有传染性的，几个人开始鼓掌欢呼，便会在人群中扩散开来，而一两个人停止鼓掌，则又会导致大家都停下来。当"鼓掌的压力来自整个房间里的掌声，而不是坐在你身旁的个人的行为"时，鼓掌欢呼便成为一种具有标志意义的"社会传染病"。鼓掌如此，浮躁也不例外。

四、克服

浮躁是一种冲动性、情绪性、盲动性相交织的病态心理，它与艰苦奋斗、脚踏实地、励精图治、公平竞争是相对立的。浮躁使人失去对自我的准确定位，使人随波逐流、盲目行动，对整个社会的正常运作极为有害，必须予以纠正。

如何才能克服浮躁心理呢？

人类社会脱离不了衣食住行的基本需求，人类的发展和进步也建立在此基础之上。"现代"的意义就在于，人们的欲望得到了较大限度的满足。但是，"现代性"对人类也是一个沉重的负累。除了铺天盖地的信息外，奢华也是现代人给自己构筑的藩篱。欲望，本是人类和文明发展的基石，但也给人类自己带来束缚和灾难。古代，物质匮乏，我国古代哲学家老子早就说："五色令人目盲，五音令人耳聋，五味令人口爽，驰骋畋猎令人心发狂，难得之货令人行妨。"他告诫人们：欲望会削弱生命的价值和意义，物质享受不仅会消解生命腐蚀德行。所以说，跳出对生活的原始欲求，活出更高的境界，才是现代生活的智慧。

中华文化素以沉稳含蓄见长，犹如太极拳般心平气和、不急不躁。自古以来，国人的修身养性都十分强调戒骄戒躁。《论语》说："欲速则不达，见小利则大事不成。"还有"小不忍，则乱大谋"、"三思而后行"等。当今社会，经济高速发展，物质日新月异，社会处于快节奏高压力状态之中，古人的冷静、沉稳、脚踏实地、埋头苦干更具现实意义。

在社会变迁之中，个人的力量是微不足道的，所以人们怪罪于社会，却常常忽略了个人意识的修养。殊不知，在越来越复杂的政治和社会形态中，个人操守和品格比我们想象的重要得多。

在这方面，古人留下了许多格言，如孟子的"天将降大任于斯人也，必先苦其心志，劳其筋骨，饿其体肤，空乏其身，行拂乱其所为，所以动心忍性，曾益其所不能"，荀子的"不积跬步，无以至千里；不积小流，无以成江海"等，历经千年仍有强大的生命力。西汉初年，刘安所著《淮南子·主术训》中有言："非澹薄无以明德，非宁静无以致远，非宽大无以兼覆，非慈厚无以怀众。"三国时期，诸葛亮在54岁时为他8岁的儿子诸葛瞻写了一篇《诫子书》，里面有这样的句子："夫君子之行，静以修身，俭以养德。非淡泊无以明志，非宁静无以致远。夫学须静也，才须学也，非学无以广才，非志无以成学。淫漫则不能励精，险躁则不能冶性。年与时驰，意与日去，遂成枯落，多不接世，悲守穷庐，将复何及！"用现代语言表达，这段话的意思就是：德才兼备的人，以情绪安宁来涵养心性，以生活朴素来提高道德。不能平和安详就不能担当重任。学习探索需要情绪安宁，增长才干需要进行学习。不学习不能增长才干，不立志不能有成。放纵怠慢就不能振奋精神，偏激急躁就不能修养心性。年龄随时光而逝，意志随岁月而消，于是精力衰竭而学识无成，不被社会所接纳，到那时，悲哀地守着穷家破舍，悔之晚矣。

淡泊是质朴、超逸、恬淡、寡欲，对名位功利不慕、不求、不争。宇宙万物生生不息，全在欲望，这里的"无欲"系指非分之奢望。恬淡寡欲，不是没有进取心,不是逍遥于"世外桃源",相反,正是为追求宏大目标而具有的涵养、修养。宁静是端庄、持重、安然、恬然,不因宠爱而忘形,不因失落而怅然,不因富贵而骄纵,不因清贫而自惭。得意时不会忘乎所以,失意时不会颓唐沮丧,喜悦时不会溢于言表,痛苦时不会捶胸顿足。

"淡泊"不是弃世,"宁静"也不是慵懒。倘若只是孤高自许,没有植根现实的理想,不过是消极的逃避现实;倘若只是封闭自守,懒于交流,更是愚人的做法。"淡泊明志",志在修身,进而济世;"宁静致远",因达于天下而远,因泽于后世而远。"淡泊"与"宁静",是以"明志"与"致远"为终极理想目标的,是积极向上、催人奋进的。

著名电视节目主持人白岩松曾对当今国人的"忙"发表过如下高见:古人聪明,把很多的提醒早变成文字,放在那儿等你,甚至怕你不看,就更简单地把提醒放在汉字本身。拆开"盲"这个字,就是"目"和"亡",是眼睛死了,所以看不见,这样一想,拆开"忙"这个字,莫非是心死了? 可是,眼下的中国人都忙,为利,为名。所以,我已不太敢说"忙",因为,心一旦死了,奔波又有何意义?

金钱属于身外之物,不可能提供永恒的意义。中国历史上最有名的富豪石崇,曾是西晋王朝的头号显贵。此公"志在不朽",却人为财死,今天只留下几十首诗和一个成语"富比石崇"。2005 年,李嘉诚捐资十亿港币给香港大学医学院,只求冠以他的大名,恐怕也出于渴求不朽的心理。如耶鲁大学经济系教授,当代行为金融学的主要创始人,2013 年诺贝尔经济学奖获得者罗伯特·希勒(Robert J. Shiller)所言,这些富人"都知道自己不可能长生不老,而将钱捐给大学将帮助他们在某种意义上突破人生的局限"。他指出:"继承巨额财产的后代通常在晚年感到自己的生命无意义,富人后代在多个领域出现高度的人格障碍,如暴食、焦虑和抑郁。"他相信,一个人拥有巨额财富后,除了捐赠,很少存在给他带来更多满足感的事情。而人们的利他行为越多,内心就越有幸福感,极少患上抑郁症等精神疾病。

现在的书店,最显眼的地方必定摆着三种书:一是与考试有关的书;二是关于养生的书;三是所谓的畅销书。这就反映出人们最强烈的三个诉求:要过关;要长寿;要有谈资。其实就是怕被时代抛弃,全有功利性。

法国人的文学修养是世界公认的。他们认为,这与法国每年"雷打不动"

的一个月的休假紧密相关。在这个月里,他们宁可少挣点钱,也要找一个安静的地方待着,回到自己的内心,了解生命,认识生活。其实,在这背后是一种对生命更透彻的理解。

2014 年 11 月,以研究鲁迅蜚声文坛的钱理群教授在《明报月刊》撰文,深情缅怀恩师王瑶先生。20 世纪 80 年代,钱在北大中文系师从王,攻读学位,王对钱深情地说:钱理群,我知道,你已经三十九岁了。年纪很大了,你急于想在学术界冒出来,我能理解你的心情。但是,我劝你要沉住气。我们北大有一个传统,叫做"后发制人"。有的学者很年轻,很快就写出文章,一举成名。但缺乏后劲,起点也就是终点,这是不足效法的。北大的传统是强调厚积薄发。你别着急,沉沉稳稳做学问,好好的小功夫,慢慢的出来。但一旦出来,就一发不可收拾,有源源不断的后劲,这才是真本事。后来,钱留校任教,王又苦口婆心地劝慰:钱理群,你现在留校了,处于一个非常有利的地位。因为你在北大,这样,你的机会就会非常多。这个时候,你的头脑要清醒,要能抵挡住诱惑。很多人会约你写稿,要你做这样那样的有种种好处的事。你自己得想清楚,哪些文章你可以写,哪些文章你不可以写,哪些事可以做,哪些事不可以做。你要心里有数,你主要追求什么东西,然后牢牢地把握住,利用你的有利条件尽量做好,充分发挥。其他事情要抵挡住,不做或者少做,要学会拒绝。不然的话,在各种诱惑面前,你会晕头转向,看起来什么都做了,什么都得了,名声也很大。但最后算总账,你把最主要的,你真正追求的东西丢了,你会发现你实际上是一事无成,那时候就晚了,那才是真正的悲剧。当钱在学术上已经牢固地确立了自己的"江湖地位"后,王依然没有放松对钱的敲打:有些知识分子,很聪明,开始时也用功,在学术上确实做出了一些成绩,取得了一定的学术地位。然后,就吃老本,不再做学问了。而是到处开会、演说、发言、表态,以最大限度地博取名声,取得政治、经济的好处,这就成了"社会活动家"了。但也还要打着"学者"的旗号,这时候,学术就不再是学术,而成了资本了。当年的研究,不过是一种投资,现在就要获取最大的利息了。在我们焦虑地经营诊所,急于摆脱财务上的困窘,急于赢取患者的尊敬,急于得到同道的认同,急于登上成功的阶梯,因此而失去了和患者沟通的平等、爱悯、尊敬之情时,听到王老的这些警世箴言,不无醍醐灌顶之效啊!

我国著名语言学家周有光先生已经 110 岁了,依然思维活跃,笔耕不辍。

周先生 50 年代初从繁华的大上海搬到北京,居住条件大不如前,却写下《新陋室铭》:"房间阴暗,更显得窗子明亮。书桌不平,要怪我伏案太勤。门槛破烂,偏多不速之客;地板跳舞,欢迎老友来临。卧室就是厨房,饮食方便;书橱兼作菜橱,菜有书香;喜听邻居收音机送来音乐,爱看素不相识朋友寄来文章。使尽吃奶气力,挤上电车,借此锻炼筋骨。为打公用电话,出门半里,顺便散步观光。"他原是经济学家,后改行,却很喜欢孙女小时候对他的调侃:"爷爷,你亏了,你搞经济半途而废,你搞语文是半路出家,两个半圆,合起来是一个○。"周老至今没有止步虚度,真是"老骥伏枥,志在千里。烈士暮年,壮心不已"。丝毫没有阿 Q 精神,更无浮躁之气,知者无不动容。

民营口腔医疗事业的辉煌成就不容抹杀,从业人员的勤恳兢业有目共睹。但是,某些时有时无忽隐忽现的不和谐也不能掉以轻心,那就是:"既憎恨不公平待遇,又千方百计地钻营特殊地位;既深恶资本在口腔医疗市场上'攻城掠地',又热衷于连锁融资上市;既批评官本位,又为各种桂冠头衔拼个你死我活;既不满职称评定,又对高级职称趋之若鹜;既责骂不法经销商,又把价格作为选择器材的主要标准;既讥讽质量低劣的治疗,又在临床上弄虚作假;既指斥不合格的修复加工件,又只挑选便宜的技工所;既批评价格竞争,又在用材上偷工减料;既责怪员工不稳,又不肯放权让利;既埋怨患者的口腔保健意识淡薄,又不屑花点时间做口腔卫生宣教;既羡慕技高德馨的同道,又在学习培训上吝于投入;既自怨无暇提高,又从不放弃应酬休闲……"这些表现就是浮躁,它们在医患沟通中常起拮抗作用,不要不以为然啊。

人应该对自己在社会上的定位有准确的认识,对自己的水平能力有清晰的了解。在变幻莫测的社会里,要紧的是保持清醒的头脑,坚守牢固的底线。在民营口腔这个阵地上,克服浮躁,大有可为,有了这样的心态,医患沟通也就有了坚实的平台。坦率地讲,说起来容易,做起来难。但如果不做,早晚会后悔的,正如俗话说:"出来混,总是要还的。"

一、看医师

1. 为什么老外不讲"看病"而讲"看医师"？

和老外打交道多了，就会留意到一些差异，如，老外有了病就会说去"看医师"（see a doctor/dentist），不像我们那样说去"看病"。区别看似不大，潜台词则似乎大有讲究：前者把医师视为主体，相信他，把我的健康托付给他，听他的话；后者把自己放在更重要的位置，只要能够把我的病治好，哪个医师都无所谓，而且要我说了算。正因为如此，外国有"家庭医师／家庭口腔医师"（family doctor/family dentist）的称谓，把医师当做亲人，选好了就会"从一而终"；我们就不会在医师／口腔医师的称呼前加上"家庭"这么亲密的定语，换医师也是家常便饭。

2. 为什么有的诊所叫"牙科诊所"而有的叫"口腔诊所"？

顾名思义，"牙科"（dentistry）诊治的是与牙齿有关的疾病；"口腔科"（stomatology）诊治的则是与口腔有关的疾病。20 世纪 50 年代，北京大学牙科系主任毛燮均教授提出，口腔是一不可分割的整体，"牙科"之称应改为"口腔科"，大大促进了我国口腔医学的发展。改革开放后，私人诊所大量涌现，"牙科"的叫法重现，既有"口腔诊所"，也有"牙科诊所"。

3. 为什么我国的口腔医师不像国外口腔医师那样都有"博士"头衔？

因为我国培养牙科医师的制度和国外不同。

在我国，高中毕业生通过高考，进入口腔医学院（系），毕业后获得"学士"学位，有行医资格。再经过考试，完成科研论文，通过答辩，取得"硕士"或"博士"头衔。在国外，高中毕业后先要进入普通大学，取得"学士"学位或攒够一定学分，才可获得牙学院入学考试资格，毕业后得到"牙科博士"（Doctor of

Dental Surgeon, DDS）学位，有执业行医资格。区别在于，国内口腔医师的博士学位是 Doctor of Philosophy（PhD），多以科研为主；国外的口腔医师博士侧重于临床技能，没有科研论文的硬性规定。所以，国外有的人取得 DDS 学位后有志从事科研工作，再去攻读 PhD；也有的人取得 PhD 后对牙科产生兴趣，又进入牙科学院学习，拿到 DDS，挂牌行医。

此外，我国的口腔医师有技术职称之分，依由低到高的顺序，共有助理医师、住院医师、主治医师、副主任医师和主任医师五个等级。国外的口腔医师没有技术职称之分，只有全科口腔医师和专科口腔医师之不同。

顺便提一下，国外口腔医师在中国使用的名片上常有"院士"二字，这往往是某种牙科行业管理机构属员（member）的中译称呼。在英联邦国家，牙科行业管理机构多冠以学院的称呼，如加拿大安大略省的皇家牙外科学院（The Royal College of Dental Surgeons of Ontario, RCDSO）就是安大略省的牙科行业管理机构，凡在安大略省执业行医的口腔医师，必须缴纳会费，遵守规则，成为会员。可见，他们那个"院士"和我们的中华口腔医学会"会员"相似，和我国的科学院院士或工程学院院士相距甚远，彼"院士"非此"院士"也。

4. "全科医师"和"专科医师"有什么不同？

顾名思义，"全科医师"的诊治包罗万象，"专科医师"的诊治则局限在某个局部。我国目前还没有"专科医师"的培训制度，医学院学生毕业后进入大医院的专科，或者到大医院的专科进修一段时间，就被视为专科医师了。在国外，学生毕业后是"全科医师"，再要经过若干年的培训才可拿到"专科医师"的证书，两者属于同一行业内，监管的具体条例虽"大同"但有"小异"。

5. 为什么国外口腔医师都自称"专业人士"？

在西方社会，"专业"有特定内涵，具以下特征：①有一套文凭制度；②由于具有一套专业知识与技能，在工作领域有相当程度的自主性；③有一套专业标准，这套标准由文凭制度和专业协会制订，得到国家立法机关认可；④有专业伦理与行为守则。在国外，被赋予"专业"之称的行业不多，最为人们熟知的有医师、口腔医师、律师、会计师。因为进入"专业"领域的难度很大，成为"专业人士"的成本很高，所以他们都有良好的操守行为，不但在社会上备受尊敬，而且在经济上也有丰厚稳定的收入。

6. 有了牙病, 是去大医院, 还是去小诊所?

其实, 您的问题的实质是找一位最适合的好医师。明摆着的, 大医院设备好分科细, 每一位医师在他所属的那个专科都有相当深的造诣。可是, 俗话说"最好的不一定是最合适的", 在我们这个行业里, 大家都知道, 最适合的好医师不见得是职称最高、职务最大、名声最响、技术最棒的, 关键是医师有没有责任心, 有没有爱心, 更直白的说法是能不能和您很好地沟通。所以, 大医院也好, 小诊所也罢, 都会有最适合您的好医师。

在我看来, 有了牙病, 去小诊所比去大医院好。理由吗? 第一, 90% 以上的牙病都是常见病多发病, 诊治的技术难度并不高, 小诊所的医师完全有能力解决您的问题。第二, 患者求医心切, 都希望快捷方便, 到您住宅或单位附近的小诊所求医, 没有舟车劳顿, 还可以按预约时间看医师, 节省了等候时间。第三, 小诊所的医师多按预约接待患者, 时间比较从容, 可以和患者充分沟通。第四, 在小诊所诊治, 不用为选择科室而烦恼, 也无须奔波于多个科室, 医师会对您的牙齿疾病做综合考虑, 有序解决, 不会只局限在您的主诉, 只见树木不见林。第五, 假如您的病情复杂, 小诊所的医师也会向您推荐更有经验的医师, 您用不着大海捞针似地到处寻找。最重要的是, 小诊所的医师很有可能和您建立起长期而稳定的良好关系, 成为您的"家庭口腔医师", 这样一来, 您和您的家人的口腔健康就更有保障了。

不过, 要想找一个好诊所, 一位最适合您的好医师, 并不是轻而易举的事情。我们这个行业的人都知道, 好诊所、好医师必定在患者和同行里有良好的口碑。所以, 您应该首先咨询自己的家人、亲戚、朋友、同事, 请他们推荐好的医师, 如果您有从医的熟人, 他们的意见或许更加靠谱。

对广告, 不可不信, 但绝对不可全信。医疗服务行业不是靠广告来发展业务的, 和其他行业不同。走遍世界各地, 苹果手机和麦当劳之类的零售业和服务行业的广告随处可见, 可是您见过多少医院和医师的广告? 您见过北大口腔医院做广告吗? 您见过那些德高望重的医师做广告吗? 做广告无非是为了吸引患者, 那些好诊所好医师根本就不愁患者, 还有必要大做广告吗? 有一句话说得非常经典, 可别忘了: 在市场上吆喝得最响的人, 是最想把自己的伪劣商品推销出去的人。

7. 我是否需要每 6 个月就看一次牙科医师? 每次看医师都要照 X 线片吗?

多长时间看一次牙科医师, 取决于您的口腔健康状况, 也许比 6 个月长,也许不到 6 个月。牙科医师会根据您的具体情况提出最适合您的时间间隔,这些情况包括您如何照护自己的口腔? 您有哪些口腔问题? 这些问题有多么严重? 要知道,"预防胜于治疗"是放之四海而皆准的道理,看医师的目的在于把问题解决在萌芽状态,不要以为这是浪费时间浪费钱。这个道理,就像您的座驾每跑 5000km 请技师更换机油,全面检查一样。

无论去不去看牙科医师,您都应该问问自己以下的问题:

(1)我是否每天刷牙和使用牙线?

(2)我的食谱是否健康平衡?

(3)我是否曾经有过龋病或牙龈疾病?

(4)我的全身健康状况是否良好?

拍摄 X 线照片是牙科医师非常重要的一种诊断手段,它能发现许多肉眼看不到的问题。再说,拍摄一张牙科 X 线照片产生的放射线非常少,对身体健康的影响很小。现在许多诊所安装了数字化 X 线机,产生的放射线更是微乎其微。至于多长时间照一次 X 线照片,也取决于您的口腔健康状况。如果您的口腔卫生习惯很好,多年没有龋病也没有牙龈疾病,您就可能不需要每次去看口腔医师时都照 X 线照片。但若您的口腔健康状况不稳定,医师需要密切跟踪观察,拍摄 X 线照片的次数就要多一些了。

8. 为什么医师在看病的时候要戴手套? 我怎么知道医师在给我看病的时候使用的物品是干净的?

牙科医师工作时戴手套戴口罩,主要是防止发生患者之间的交叉感染。牙科医师使用的器械全都遵照医疗卫生法规的要求,经过严格的消毒灭菌处理。

如果您想了解诊所内有哪些安全保障系统,尽管可以向诊所工作人员提出,他们都会非常乐意尽力让您放心,不会让您带着疑虑离开诊所。有的诊所还会让有疑虑的患者参观牙科器械的消毒灭菌过程,让患者亲眼目睹诊所的防范措施。

9. 我应该如何对待医师提出的治疗建议?

如果您知道了医师提出的治疗建议,而且了解了具体的治疗操作程序,您的感觉就会好得多,也能够更好地与医师配合。所以您应该大胆地向医师提问。这,看起来容易,做起来却不那么容易,患者在医师面前常常会缺乏勇气,羞于提出问题。如果您什么也不说,医师就会认为您已经懂了,理解了,同意了。

其实,您有许多问题可以问,如:

(1)我能否看到模拟的治疗过程?

(2)有没有相关的资料可供阅读?

(3)这样的操作是否有比较大的风险?

(4)这个治疗计划要收取多少费用?

(5)完成所有治疗要多长时间?来看多少次?

(6)这个治疗的疗效可以维持多长时间?是不是永久性的?

(7)这个治疗计划是不是唯一的选择?有没有其他选择?

在治疗计划是否实施和何时实施这样的重大问题上,您是最终决策人。在没有取得您的同意之前,医师是不会强行实施医疗行为的。

即使您没有提出任何问题就离开了诊所,您还可以用打电话的方式咨询,也可以通过其他渠道来获取必要的资讯,如互联网。但要注意,这些资讯的可信度高低不等,您必须慎重对待。

有的时候,患者提出的问题已经得到了解答,但患者依然还有顾虑,还想听听其他专业人士的说法,这也是完全正常的,许多人都有这样的心态。

10. 为什么牙科收费这么高?

牙科医疗服务费用比较昂贵是不争的事实,其原因是牙科医疗服务的成本(特别是人力成本)很高、耗时很长、风险很大,再加上诊所运作成本,收费低了就无法保证医疗质量啊!自从国门打开以来,大家对国外生活有了更多的了解,想必您也注意到了一个很普遍的现象,那就是移居国外的亲朋好友每次回来都会检查治疗牙病。原因无他,就是国外治牙价格不菲。如此说来,我国的牙科医疗收费标准还没有达到"与国际接轨"的水平呢!

要想避免支付这种昂贵的费用,最简单可靠的办法就是采取预防措施:刷牙、用牙线、定期接受牙科健康检查。虽说牙科健康检查也要花钱,但要比牙科医疗所需要的费用便宜得多。

二、口腔保健常识

什么是口腔健康"五大原则"?

现在发现,牙齿疼痛、牙齿脱落、口腔发炎等口腔问题不但会影响饮食和讲话,还和许多全身性疾病有着非常密切的关系,如糖尿病、某种类型的肺炎、心脏病、猝死、早产、新生儿体重不足等。除此以外,牙齿排列不齐和口臭之类的问题更会影响生活质量,给社交活动造成负面影响,带来心理问题。

针对口腔健康,专家们提出了"五大原则":

原则(1):定期看"您的"牙科医师。

原则(2):保持良好的口腔卫生习惯。

原则(3):平衡饮食。

原则(4):经常留意自己的口腔。

原则(5):不要吸烟。

认真落实以上五项原则,您就会不但能够终生享有健康的牙齿,还可以保持动人的微笑。

三、儿童口腔保健知识

1. 怎么样给小孩子刷牙?

家长应该在孩子的牙齿还没有萌出的时候就开始清洁他们的口腔,这样做不但能够养成保持口腔清洁的习惯,还能够为乳牙的萌出准备好一个干净的环境。具体的做法是:①把孩子放在一个舒适的地方;②确保家长能够看清孩子的口腔;③在手指上裹上干净湿布,轻轻地擦洗孩子的牙齿和牙龈。

只要有牙齿萌出就应该开始刷牙,睡前刷牙尤为重要,因为晚上睡觉的时候唾液分泌大大减少,它的冲洗清洁作用大大减弱。三岁前应该由家长替孩子刷牙,三岁后就应该由家长陪伴孩子一起刷牙,因为所有小孩子都非常喜欢和善于模仿,很容易掌握正确的刷牙方式。小孩子使用的牙刷刷毛应该比较柔软,末端圆钝,刷头大小与孩子的口腔匹配,而且每3~4个月就应该更换一次。牙膏要用含氟的儿童牙膏,挤出豌豆大小的量就足够了,还要教会孩子把刷牙时形成的泡沫吐出来。

2. 为什么不要给小孩子吃糖?

实际上,我们只是主张适当控制小孩子吃糖,不是不让小孩子吃糖。含糖食物或饮料进入口腔后,糖就会和口腔里的细菌发生反应,产生酸,破坏牙齿,在牙齿表面形成洞穴,这就是龋洞。

糖对牙齿的伤害程度取决于进入口腔的糖的分量,以及糖在口腔里停留的时间。国外有的牙科医师为自己的孩子定下规矩:只有周六和周日晚饭后才能吃巧克力和冰淇淋,而且没有量的限制,但吃完就要漱口刷牙,有效防止了糖对牙齿的破坏作用。

3. 小孩子吃零食对牙齿有害吗?

任何事情都有两重性,零食也不例外。对那些含糖量高和可能在口腔内停留时间比较长的零食,应该加以控制,如口香糖、糖果、甜薯条、太妃糖、葡萄干、果脯等;对那些有益于口腔和全身健康的零食,可以适当放松限制,如果仁等,但要严防不慎吸入气管。

4. 小孩子长牙齿的时候应该注意什么?

每个孩子都有 20 个乳牙,它们从 6 个月左右开始出现在口腔,到了 2 岁左右就全部长出来了。在长乳牙的时候,孩子可能会有异样的感觉,家长可以把手洗干净后用手指摩擦牙龈,或用一个洗干净的汤匙背面摩擦牙龈,减轻孩子的不舒服感觉。如果依然烦躁不安,可以向医师求教,但不要让孩子吃止痛片。需要注意的是,长牙一般不会引起发热,所以如有发热就应该及时去看医师。

孩子到 6、7 岁的时候就开始长第一个恒牙了,民间称之为“六龄牙”。它位于口腔后部,在最后一个乳牙的后面,并不替代任何乳牙。乳牙从 6 岁左右开始逐渐脱落,到 12 岁左右全部被恒牙替代。乳牙松动的时候,您可以用手轻轻摇动它,但千万不要自己用钳子去拔。

小孩子长牙的时候要特别注意安全。在国外,法律规定开车带孩子外出的时候必须使用儿童车座,扣安全带,这样对小孩子的牙齿安全也很有好处。孩子长牙的时候都喜欢咬东西,家长要注意这些东西的软硬度和是否干净。小孩子学走路的时候容易摔跤,家长必须多加留意,不要伤及牙齿。

5. 为什么小孩子喜欢含着奶瓶入睡?

儿童心理学家发现,小孩子睡觉的时候常常喜欢抱着玩具、手握物品或含着妈妈的奶头或奶瓶,这些东西是他们的“助眠器”。但是,小孩子含着妈妈的奶头或奶瓶入睡会导致口腔长时间处于高糖状态,是乳牙患严重龋病的常见原因之一。改变这个不良习惯的难度比较大,但一定要做,您可以用玩具、毛巾、毯子等其他"助眠器"来转移小孩子的注意力,如不奏效则可以逐渐稀释奶瓶里的牛奶,最后用水代替。

6. 我应该从什么时候开始带我的孩子去看口腔医师?

小孩子看口腔医师的最佳开始时间是第一个牙齿长出来以后的 6 个月内,或者一周岁左右的时候。让孩子早一点看牙科医师,培养起他们定期接受口腔检查的习惯,知道口腔健康是整个身体健康的一个部分,对他们的健康生活是非常重要的。对小孩子来说,第一次就诊非同小可,必须确保给孩子留下正面的、良好的印象,所以在还没有牙病的时候去看医师比有了牙病再去看医师要好得多。看口腔医师前,家长可以先和孩子玩"比牙齿"的游戏,相互数牙齿数目,比较牙齿的颜色和形态,然后告诉孩子,这就是口腔医师要做的事情。讲拍摄 X 线片的时候可以说医师会用特殊的照相机为他的牙齿拍照片。如果有年龄比较大的孩子同往,可以让小孩子"有样学样",从正面诱导。就诊前既不要盲目许愿,不要说"不痛的"、"不用害怕"之类的话,更不要吓唬他们,而应该采取鼓励和奖赏的措施。看医师的时候,不妨让小孩子拥抱自己喜欢的玩具,使他们放松和高兴。特别要指出的是,许多家长平时就拿看口腔医师作为恐吓和威胁的手段,这是非常有害、非常不明智的做法。

7. 什么是"裂隙封闭剂"?

裂隙封闭剂是一种透明的液体,把它涂在磨牙表面后会自行变成一层薄膜,阻挡食物碎屑和细菌陷入牙齿表面的窝沟裂隙里,有防龋的功效。

8. 乳牙有洞,要不要补?

要。因为乳牙有了问题,很可能会影响小孩子的健康,对恒牙的生长发育也会造成不良影响。况且,有的乳牙要到 12 岁左右才脱落,长期留着龋洞,只有坏处,绝对没有好处。

四、老年人口腔保健知识

1. "人老掉牙"是不是不可抗拒的自然规律?

不是。从前,人们常用"老得没有牙了"来形容高寿老人,老年人也以此来自夸。可是,现代科学已经证明此为谬论,只要用心,所有的自己的天然牙都可以使用终生。

为了实现这个理想,老年人的口腔卫生习惯需要做适当调整:

(1) 改变食谱,减少食物和饮料中碳水化合物和糖分所占的比例。

(2) 使用含氟牙膏,强化氟对牙齿的保护作用。

(3) 坚持刷牙、漱口和使用牙线。

(4) 至少每隔 6 个月去看一次牙科医师。

2. 老年人有哪些比较常见的口腔疾病?

龋病不仅是儿童和年轻人的常见口腔疾病,老年人也不例外。因为老年人的食物比较精细,碳水化合物比较多,糖含量比较高,再加上有些老人经常服用的药物会减少唾液分泌,所以龋病也不少见。但是,因为老年人常有牙龈萎缩,所以龋病多发生在暴露于口腔的牙根。另外,老年人的感觉比较迟钝,龋病进展又比较慢,所以多没有明显疼痛,甚至到了很严重的地步也没有觉察。

口干也是老年人一个比较常见的症状,这与机体的功能减退有关,与老年人常服的某些药物有关。如果症状不严重,可以多喝水多漱口;如果症状严重,则应请医师做全面检查,以免忽略了某些全身性的疾病。

口腔癌虽然不多见,但老年人占的比例比较高。预防口腔癌的措施包括坚持良好的口腔卫生习惯、戒烟限酒、消除不合适的牙齿充填体和义齿的刺激。对老年人来说,定期接受牙科医师的检查更有着早期发现癌症的作用。

3. 怎么样照护生活无法自理的老人的牙齿?

(1) 如果面对面地照护有困难,可以站在老人身后。

(2) 选用软毛牙刷,电动牙刷的效果更好,掌握好力度。

(3) 刷牙和使用牙线后让老人用温水漱口。

(4) 活动义齿必须每天清洁,睡前取下浸泡过夜,发现裂纹及时修补。

(5) 每天用软毛牙刷或湿布为老人做口腔清洁和按摩。

(6) 定期(每隔三个月)检查口腔是否有肿胀、溃疡、白斑或红斑,发现问题就及时去看牙科医师。

五、氟

1. 什么是氟?

氟是普遍存在于大自然中的一种元素。它和牙齿的关系相当密切,既可以令牙齿结构强壮,有效预防龋病,又会使牙齿颜色和结构发生变化,形成"氟斑牙"。

2. 氟是如何防龋的?

氟通过使牙齿表层(学名称"釉质")变得更加坚硬强壮而发挥防龋的作用。

3. 人是从哪里得到氟的呢?

人主要通过饮用水、牙膏、漱口水、氟补充制品(如口香糖或口服氟滴剂)获得氟。牙科医师提供的氟凝胶和含氟漱口液也是获得氟的一个重要来源。

4. 为什么要在自来水中加氟?

自来水加氟是在大数量人群中预防龋病的最简便、最有效、最经济的办法。美国疾病控制中心就把自来水加氟列为 20 世纪 10 项最成功的公共卫生措施之一。

5. 谁来监测自来水里的氟浓度?

在实施自来水加氟的地方,自来水的氟浓度都是由政府的权威部门和公共卫生专业机构严格监控的。

6. 所谓的自来水加氟的"最佳浓度"是什么意思?

自来水加氟的最佳浓度是指既能最大限度地发挥防龋的作用,又能把氟斑牙之类的副作用控制在最低水平。

7. 什么是氟斑牙?

氟斑牙是人体摄入过多氟后出现的牙齿异常,早期表现为牙齿表面出现白色斑块,继而会看到颜色加深,更严重的会出现坑坑洼洼。许多氟斑牙都是很轻微的,更不危及健康,但因有碍观瞻,患者都会为之烦恼而求医。

8. 既然会出现氟斑牙,是不是要严防与氟的接触?

现已证实,氟防龋是最有效、最经济的防龋方法,而出现氟斑牙又是无法完全杜绝的副作用,两相比较,最好是在两者之间找到最理想的平衡点。所以,自来水加氟在发达国家得到普遍推广,含氟牙膏也在全世界广受推崇,牙科医师使用含氟制剂更是家常便饭。由此看来,我们应该对氟有一个正确的认识,无需过度解读。

9. 自来水加氟会不会对人体健康造成威胁?

世界各国的科学家围绕这个问题进行了广泛而深入的研究工作,至今不辍。美国一个专门从事环境保护工作的委员会对这些研究工作进行了全面系统的分析后得出结论，人类的癌症和饮用水氟浓度之间没有任何关系。虽然有的报告认为骨脆性增加与摄入过量氟有关，但因缺乏有说服力的证据，没有得到学界的采纳。

六、牙齿美白治疗

1. 什么是"牙齿美白治疗"？

中国人常用"明眸皓齿"形容漂亮的人，"皓齿"的意思就是牙齿洁白如雪，耀目如光。从牙科专业角度讲，这就是牙齿健康的重要标志，也是牙科医师追求的境界。要达皓齿之效，除了众所周知的照护方法外，牙科医师还能够提供让牙齿颜色变得更加白的服务，这就是人们常说的"牙齿美白治疗"。

2. 牙齿颜色为什么会变深？

牙齿颜色变深的最常见的原因有：年龄增长、食物或饮料色素沉积、吸烟、外伤等，某些药物（如四环素）和物质（如氟）也会导致牙齿的颜色变深，再有就是牙齿在生长发育期间受一些全身性因素（如发热）影响而改变了牙齿结构所致。但是，对牙齿颜色的判断，带有很强的主观因素，如肤色或妆色比较深的人就会给人"牙齿比较白"的印象，反之亦然。当然，牙科也有一些判断牙齿颜色的客观标准。和外国人相比，中国人牙齿的颜色没那么白，这是正常的，如果要求"美白治疗"效果达到广告图片颜色的标准，势必会让人感到怪怪的。

3. 牙齿美白治疗有哪些方法？

牙齿美白治疗有两种方法：

（1）诊所内治疗：即通常说的"激光美白"，用"激光"照射涂在变色牙齿表面的漂白剂而达到美白效果。

（2）家庭治疗：遵照医嘱，把漂白剂放在托盘里，每天戴用一定的时间。

牙齿美白治疗使用的漂白剂是化学制品，里面的主要成分是过氧化物，它在分解过程中释放出来的氧离子有漂白作用。诊所内治疗使用的漂白剂的浓度比较高，时间短见效快，但也有可能刺激牙齿和牙龈，产生敏感症状。家庭治疗使用浓度比较低的漂白剂，需要的时间比较长，产生的敏感症状也比较轻，而且常常是一过性的。

4. 为什么有的人治疗效果并不明显?

牙齿美白治疗效果不明显的主要原因是适应证选择不当和没有严格按规定程序操作。先说适应证的选择,牙齿美白治疗最适合随年龄增大而颜色逐渐加深的牙齿,用于因食物和饮料所造成的颜色加深的牙齿也会收到比较好的效果,所以它在欧美国家广受欢迎。中国人要求做美白治疗的患者多有服用四环素的经历,因摄入过量氟元素而致氟斑牙的患者所占比例也比较高,这两种情况都不是美白治疗的最佳对象。此外,医疗效果的个体差异是人所共知的现象,至今还没有一个令人满意的解释,牙齿美白治疗的这种差异则表现得更加明显。所以专家告诫:牙齿美白治疗确实有很好的美容效果,但不要抱有不切实际的期望,更不要轻信美白产品生产商的广告宣传。

5. 使用从商店购买的牙齿美白用品和由牙科医师提供的牙齿美白医疗有何区别?

现在,许多商店都有牙齿美白产品出售,任何人都可以购买,没有限制,只要按照说明书的介绍去做,就可以收到一定的效果。但是,这些产品的针对性不强,是否很适合您,那就另当别论了。此外,没有医师的指导,副作用相对就会比较常见。所以最好还是听听医师的意见再作决定,不要花了钱,效果不明显,还引起牙齿牙龈敏感,真是"赔了夫人又折兵"。

七、牙齿矫正治疗

1. 什么是"牙齿矫正治疗"?

牙齿矫正治疗就是把排列不整齐的牙齿排齐的治疗。

常见的牙齿排列不整齐包括拥挤、扭曲、突出等。民间把上牙或下牙特别突出的表现戏称为"天王盖地虎"及"地包天",其原因可能涉及颌骨发育,治疗的难度比较更大。

2. 为什么牙齿会排列不整齐?

牙齿排列不整齐的病因比较复杂,除了遗传因素外,和小孩子的不良习惯(如咬手指等)有关,和牙齿脱落后没有及时采取措施有关,还和食物的进化有关。

食物进化和牙齿排列不整齐之间有什么关系呢? 现代科学证实,颌骨的生长发育与来自咀嚼过程所产生的刺激有密切关系,刺激强时颌骨就比较大,反之亦然。人类社会在进化过程中食物越来越精细,对咀嚼的要求越来越低。殊不知,精细食品对咀嚼要求降低,颌骨生长发育得不到足够的刺激,"个头"不够大,和牙齿的大小及数量不匹配,牙齿只能很委屈地"栖身"在颌骨内,乱了阵脚。

小孩子的颌骨都很小,乳牙却都排列得整整齐齐,因为小孩子在这个时期的颌骨发育对外来刺激的要求并不高,哺乳产生的刺激已经足够了。与乳牙相比,恒牙数量多个头大,对颌骨体积的要求也高了,如果来自乳牙的刺激太小,颌骨得不到足够的"锻炼",它的"个头"不足以把恒牙整整齐齐地"安顿"下来,就会出现牙齿排列不整齐的现象。不知道您是否注意到,牙齿排列不整齐在我们的前辈中是"稀有"现象,可在当今的小学生和中学生里却是司空见惯了。

3. 牙齿排列不整齐为什么要治疗?

把牙齿排列整齐,最明显的效果是面容好看了,纠正了"呲牙咧嘴"的现象,俊男美女越来越多了。其实,牙齿矫正治疗不但是为了面容好看,更重要的是提高口腔健康水平。本来,上下牙齿咬在一起时的时候,所有牙齿都应该在恰当的相应部位接触,这样,不但咀嚼功能能够得到最大限度的发挥,吃完东西还不会"塞牙"。可是,牙齿扭曲、拥挤或排列不整齐的时候,清洁难度增大,刷牙的效果就不理想,发生龋病和牙龈疾病的几率就大大增加。此外,牙齿排列不整齐还会影响吃东西的方式,咀嚼效力降低、牙齿磨损加剧、牙齿折裂几率增高,严重的还有关节和面部肌肉的工作状态异常、肌肉紧张疼痛、发生"颞下颌关节病"。最容易为人忽略的是牙齿不整齐会令人害羞和自卑,不敢笑,不敢说话,产生心理障碍。

4. 那么,什么时候和哪些情况要接受牙齿矫正治疗?

牙齿矫正治疗有个时机选择的问题,因为小孩子到了6、7岁的时候就会换牙,这个过程要到12岁左右才完成。从理论上讲,矫正治疗应该是在换牙结束后再开始,但有些问题是需要在换牙过程中解决的,否则这些问题会干扰正常的换牙。所以,小孩子最好从小就接受牙科医师的定期检查(每年一次),如发现问题,及时采取必要的措施。

发现以下情况就应该接受牙齿矫正治疗:

（1）牙齿拥挤。

（2）牙齿扭曲。

（3）上下颌骨大小不对称，下颌骨显得后缩或突出。

（4）咬牙的时候前牙没有接触。

（5）牙齿之间的缝隙太大。

（6）有多余的牙齿或牙齿缺失。

5. 矫正治疗是怎么样做的？

牙齿矫正治疗通常分为"固定矫正治疗"和"活动矫正治疗"两种。前者使用一些固定在牙齿上的特殊器械来移动牙齿，后者则使用类似于活动义齿那样的器具来移动牙齿。

如果牙齿排列拥挤，医师有可能在矫正治疗开始之前拔除个别牙齿。此外，为了移动牙齿和引导颌骨的生长，医师还可能使用一种称为"头帽"的工具。如果牙齿排列不整齐的情况严重，涉及颌骨，患者就要接受"正颌手术"了。

科技在不断发展，矫正治疗的方法和使用的器具也在不断改进。例如，传统的固定矫正治疗是把一种称为"托槽"的器具粘在牙齿外面的，现在则可以把它们粘在牙齿内侧面，称为"舌侧矫正治疗"，可以免除公众人物曝光时的尴尬。近几年，一种完全透明的"隐形矫治器"也广受欢迎，因为它的操作相对比较简单，对医师的技术要求相对比较低。

6. 牙齿矫正治疗为什么要定期就诊，还要花那么多时间？

牙齿矫正治疗是把位置不正常的牙齿移动到正确的位置上。这种移动是通过特殊的器械和器具，在牙齿上持续地施加推力或拉力，这个力的大小和方向决定了牙齿移动速度和方向，非常重要。从表面上看，牙齿矫正治疗移动了牙冠，但其实质是移动牙根，这才是最关键的。牙根移动时，前进方向的骨组织被吸收，移动后形成的空隙有新骨填充。一般来说，骨吸收的速度要比骨新生的速度快，如果移动速度太快，骨吸收多于骨新生，牙根就会失去来自骨组织的支撑，牙齿就会松动脱落。所以，施加在牙冠上的力不能太大，只能一点点地"加力"，慢慢来，急不得，这就是医师要求患者定期（通常间隔是一个月）就诊和治疗时间比较长（通常为 1~2 年）的原因。

7. 什么叫"保持器"？为什么治疗后要戴它？

矫正治疗后，虽然牙齿全都移动到理想位置上了，但它们仍有可能还发生幅度不大的移动,影响治疗的长期效果。所以,最好戴上"保持器",防止牙齿发生不该有的移动。"保持器"只在晚上戴,不影响白天的工作学习和生活。

8. 牙齿矫正治疗有什么不舒服吗?

一般来说,在牙齿表面粘上矫正用的器械以及每次调整加力后,都会有一些不舒服的感觉,这是正常的,不会持续很长时间。固定矫正时牙齿上粘有器械,给刷牙和使用牙线带来不便,口腔清洁的难度增大,必须加倍认真仔细,家长要尽督促责任。此外,接受矫正治疗的患者最好不要吃太硬和黏性较大的食物。

9. 成年人可以做牙齿矫正治疗吗?

可以的。不少成年人由于各种不同原因错过了牙齿矫正治疗的最佳年龄,但依然可以在医师的悉心指导下"补课"。为了不妨碍成年人对美观的要求,舌侧矫治和隐形矫治是不错的选择。

10. 为什么牙齿矫正治疗的收费那么贵?

因为牙齿矫正治疗的技术含量比较高,使用的器械器具比较昂贵,治疗所需要的时间比较长,所以收费比较高。

八、牙齿种植治疗

1. 什么是牙齿种植治疗?

牙齿种植治疗就是在没有牙齿的地方植入金属钉子,起牙根的作用,再在钉子上面做义齿。

2. 牙齿种植治疗是怎么做的?

牙齿种植治疗分三个阶段:

第一阶段:用手术方法把金属种植体放到牙槽骨里。

第二阶段:等候一段时间,让种植体和周围的骨组织长在一起。

第三阶段:以种植体为支撑,在上面镶义齿。

3. 把金属种植体植入骨组织会不会产生排斥反应?

牙齿种植治疗所用的金属种植体的基本成分是钛合金。科学家们证实,钛合金植入人体骨组织后发生的反应不是排斥反应,而是一种叫做"骨结合"

的反应,两者在分子水平融为一体,非常牢固。牙根和骨组织是借助韧带连接起来的,韧带被破坏后,牙根就完整地脱离骨组织,牙齿就会脱落。种植牙的"牙根"和骨组织之间没有韧带那样的软组织,所以不可能只拔除种植牙的"牙根"而不伤及周围的骨组织。

4. 牙齿种植治疗可靠吗?

可靠的。牙齿种植治疗是瑞典医师发明的,他们从 1965 年开始就做了大量基础研究,不仅研究了种植牙"牙根"与骨组织的结合,还研究了"牙根"的金属(钛合金)对人体的影响。这些科研成果不但经过全世界知名牙科专家和医科专家的严格审定,还得到各国专家们的进一步验证。到了临床试验和应用阶段,专家们设定了严格而统一的标准,长时间的跟踪观察报告成功率都在 90％ 以上。有了这样坚实的基础,这项技术得到了快速而顺利的发展,也广受患者和医师的欢迎。

5. 没有牙齿不是可以镶牙吗?牙齿种植治疗有什么好处?

一直以来,牙科医师都用活动或固定的义齿来治疗牙齿缺失。但当患者的口腔条件不那么理想时,医师还是会束手无策的。牙齿种植治疗的问世,彻底把牙科医师从镶牙治疗困境中解脱出来,被誉为"开辟了牙科治疗新纪元的里程碑"。

6. 是不是缺一颗牙就要种一颗"牙"?

这要由医师决定。表面上看,缺一颗牙就应该种一颗"牙"替代,但如果在同一部位不止缺一颗牙,医师就要根据具体情况决定需要种多少颗"牙"了。对那些缺牙多的患者,这个决定就更有讲究,例如,下颌完全没有牙的时候,医师也许可以只种四颗"牙根"就可以镶上所有牙了。

7. 牙齿种植治疗和传统的活动义齿和固定义齿有什么不同?

活动义齿和固定义齿都会影响旁边的好牙,前者要用钩子挂着好牙借力,后者要磨掉两侧好牙的表层。而种植的"牙齿"是独立的,不用借助旁边的好牙。其次,种植的牙齿和骨组织非常牢固地结合在一起,患者没有任何异样的感觉。但是,把人造牙根种入骨组织的过程毕竟是一个手术,所以对患者的全身健康状况和局部条件有一定的要求,而且手术植入"牙根"后要等上一段时间,让种植牙的"牙根"和周围的骨组织长在一起。

8. 为什么牙齿种植治疗前还要植骨？

牙齿能够牢固地"挺立"在口腔里，是因为牙根外面有骨组织支撑。牙齿和这些骨组织是相互依赖的，牙齿脱落后，骨组织得不到来自牙齿的刺激就会萎缩。牙齿种植治疗要把"牙根"植入骨内，没有足够的骨组织，种植也就无从谈起。所以，对那些骨组织不足够的患者，种植治疗开始前需要植骨，让骨萎缩的地方长出新骨，为植入"牙根"做好准备。

9. 我的邻居三年前做了牙齿种植，不久前掉了，为什么？

这种情况属于种植治疗失败。

国内外的研究数据都说，种植的"牙齿"可以如同自己的牙齿那样工作20 年以上。但是话又说回来，种植牙齿能够长时间"存活"，必须满足一些条件。首先，实施牙齿种植治疗要在健康的口腔内进行，也就是说，牙科医师必须协助患者建立起良好的口腔卫生习惯（特别是定期复查），做好口腔的清洁工作（如洗牙、补牙等）。其次，牙槽骨的骨量和骨质应该达到一定标准。假如上述的基本条件得不到保障，种植治疗的效果就要大打折扣了。就治疗的手术而言，难度并不高，时间并不长，创伤并不大。但是选择适当的种植体、决定种植的部位、把握好种植牙的方向、镶牙的选材和加工等都是马虎不得的环节，都和治疗效果密切相关。

除了从医师角度分析外，患者的配合也非常关键。就以"定期复查"来说，这是极其重要的保障条件。牙齿种植是一种需要终生照护的治疗，医师会详细记录有关资料，长久保留，患者也千万不要有一劳永逸的错误观念。

最后还要提一下的是，俗话说"人比人，气死人"，牙齿种植治疗和其他医学治疗一样，也有个体差异。所以，对待失败的病例，应该心平气和地做具体分析，找出原因，既不要把责任完全推给医师，也不要一味责怪患者。

10. 为什么牙齿种植治疗那么贵？

因为牙齿种植治疗的技术含量比较高、工程比较大、需要的时间比较长，所以费用也就比较昂贵。

附2 • • •
开会议事应守沟通规则

- 离开了规则,每个人都自由行事,结果就是每个人都得不到真正的自由。
- 在一个人民做主的国家里,很少有一门知识能像议事规则这样,只需稍加学习即可如此显著地提高效率。

——亨利·罗伯特

牙科诊所的运作离不了开会。怎么样把会开好,大有讲究。

古今中外,只要有人类活动,就免不了要开会。有的人还以开会为职业呢,国外的国会"议员",实际上就是"以开会议事为职业的人"。开会,大家都知道,无非就是一群人聚在一起,以某件(或某些)事情为题,通过商量和讨论,得出比较统一的看法,便于大家齐心协力,把事情做好。其实,开会的过程就是一个沟通的过程,沟通顺畅,会就开得好,诊所的工作就会事半功倍,反之亦然。

可是,在当今中国,开会不但是我们每一个人都无法避免,还是感到厌烦和无奈的事情。我们可真是没少开会,可以说是天天开,甚至是一天到晚开。现在的会议频率高、效率低、成本高、收益差。究其原因,很重要的一条就在于不知道怎么样开会。正因为不知道怎么样开会,也就难免开得松散、疲软、拖沓,开得效率低、收益差、会期长、会议多。正因为开会没有规矩,与会者对会议也没有什么要求(有的会议就干脆冠名为"务虚会",意指只讲虚无缥缈的,不讲实在的),会议组织者也无需精心准备,怎么开都行。借用钱钟书的一句话来说,那些会议都不外是"请了一些不三不四的人,花了一些不明不白的钱,讲了一些不痛不痒的话。"

难道开会就是人类与生俱来的一个顽疾吗?这个世界上的许多事情不就是通过开会来解决的吗?可见,开会并非一无是处,它还是社会进步所必不可少的一项活动。我们平常都说,游戏有游戏的规则。那么开会是不是也有开会的规则呢？有的，说到开会的规则，世界上恐怕没有人比得上美国人的规则大了。你可千万别误以为美国人开会非常随便，没什么规则，那就大错特错了。他们有那么一本厚厚的开会规则，《罗伯特议事规则》（*Robert's Rules of Order*），这在世界上是独一无二的。

《罗伯特议事规则》是美国广受承认的议事规范，数以万计的不同类型的组织都用它作为自己的不可缺少的议事规范。可以毫不夸张地说，一百三十年来，它为美国带来了议事规则的和谐与稳定，成为民主和法治的基础，规则中的理念和原则早已成为美国人的常识和习惯。它规定了民主制衡的程序细节，不但成为了各类组织机构的议事规则，也是透明、高效、制衡的公司治理结构的基石，是自由市场和企业责任的保证。

1. 为什么需要议事规则？

不少哲学家都说，人是一种最难被道理说服的动物。当发生分歧的时候，不管分歧的基础是什么，或者出于利益冲突，或者出于信仰理念，或者出于知识经验的不同，反正一旦出现分歧，是非常难以在短短几个钟头或几天里靠语言的交流来达到一方说服一方的。看清这一点，就不难理解，人类历史上大大小小的会议决议所达成的"一致"，要么是当权的上司从上到下强迫下属接受，要么就是强势一方压倒弱势一方。而这样的"一致"，无疑是违背了民主的理念，没有让不同意见的人充分地表达他们的歧见，是不公平的。

议事规则诞生的目的，就是要让会议能以最好的方式完成自己的使命。为了达到这个目的，就必须对个体的行为进行限制！个体如果想干什么就干什么，团体的利益一定受到损害。离开了规则，每个人都自由行事，结果就是每个人都得不到真正的自由。在规则不受尊重的地方，更是要先努力建立规则，否则真正意义上的议事就无法实现。

规则是不是最好的，是不是在所有的情况下都是最合理的，这一点在许多情况下都不是最重要的。有规则可依比规则是什么要重要得多。只有有了规则，组织的决定才能够协调一致、前后统一，不会随着领导人的反复无常而变幻莫测，也不会被某些人的强词夺理所操纵左右。对于一个严肃的组织来说，必须时刻维护自己的秩序、尊严和正规。

会议上的各种意见，有的时候是和谐一致的，有的时候则是针锋相对的。要考虑到每一个成员的意见，要用最少的时间，就庞杂的问题达成最大程度的一致,寻找出一个组织的总体意愿,最好的方法莫过于定出一个议事规则,严格遵守这个规则。

举例来说,现在美国的国会、法院和大大小小的会议上,在规范的制约下是不允许无理取闹的。如果某人对某动议有不同意见,这个人首先必须想到,按照规则是不是还有我的发言时间?什么时候?第二,当我表达我的意见时,我是向会议主持者说话,而不是向持不同意见的对手说话。在国会辩论的时候就是这样,说是辩论,不同意见的议员在规定的时间里,只能向主持的议长或委员会主席说话,而不能向自己的对手"叫板",因为规则禁止不同意见的对手直接对话。发言的时候不能拖堂延时,不能强行要求发言,在别人发言的时候不能插嘴,因为这都是规则所禁止的。

美国的法庭也是如此,当事双方的律师是不能直接对话的,因为一对话必吵无疑,法庭就会变成吵架的场所。规则规定,律师只能和法官对话,向陪审团呈示证据,而陪审团按照规则自始至终是"哑巴"。不同观点和不同利益之间的针锋相对,就是这样在规则的约束下,间接地实现的。

这样技术细节,是民主得以实现的必要条件。否则的话,发生分歧就互不相让,各持己见,争吵得不亦乐乎,很可能永远达不成统一的决议,什么事也办不成。即使能够得出可行的结果,效率也将十分低下。而罗伯特议事规则,就像一台设计良好的机器,能够有条不紊地让各种意见得以表达,用规则来压制冲动,找到求同存异的地方,然后按照规则表决,保障民主程序的效率。

2. 议事规则的应用　可以说,中国是世界上会议最多的国家之一,但也是会议最没有效率的国家之一。以前有这样一句笑话:"国民党税多,共产党会多。"可见会议多是我们的一个老毛病了。早在1917年,孙中山先生就写了一本文言文的《民权初步》,实际上讲的就是议事规则。他讲到西方人从小就学习使用议事规则,长大了就成了习惯,成为人的素质和教养的一部分。具备这种习惯和素质的人们聚在一起,不仅可以保持各自的个性和风格,更能够团结在一起形成集体力量。孙中山先生是近代中国第一个摆脱封建帝王和官僚传统而信仰民主的政治家,他搞民权的第一步就是让人们知道如何开会。胡适说,孙中山的《民权初步》的重要性远胜过《建国方略》和《三民主义》,然而,却被人们忽略了。

学习《罗伯特议事规则》,最重要的是形成我们自己的规则。罗伯特在首次出版这套规则的时候只是一个职位不高的普通军人,他提出的议事规则却得到广泛关注和认可。这说明制定规则并不一定需要权威人士或部门来做,重要的是要有得到大家公认和愿意遵守的规则,而对大多数人来说,重要是要养成"使用"规则的习惯。《罗伯特议事规则》是总结了英国和美国上百年来议事的成果,我们应该在这个基础上制订我们自己的规则。议事规则应该是每个普通人都能够理解和掌握的规则,它应该通俗,应该简单明了,甚至应该可以作为培育儿童的教材。

我们的会议之所以成为大家厌烦的事情,一个重要的原因就在于没有规则:或者是为开会而开会,"没事找事";或者是讨论问题议而不决,决而不行;或者是部分与会者的自由受到限制,意见无法得到充分的表达;或者是掺杂了个人或单方面的利益,竭尽全力加以维护。所以必须制定议事规则,人人遵守这样的"游戏规则"。

口腔诊所麻雀虽小,五脏俱全,面临的问题极其繁杂,需要通过各种各样的会议来解决,这就更加需要一套比较完善的"议事规则",以求快速高效地处理好与诊所生存和发展有关的事情,确保诊所长久地保持可持续发展状态。

3.《罗伯特议事规则》的原则　规则之重要性是通过规则的具体内容来体现的。很难说什么样的规则是最好的,也不存在绝对正确的规则。但是,我们一定要知道自己想追求什么样的原则、什么样的精神,这些原则和精神正是议事规则的精华和意义所在。这些根本性意义的原则包括:

(1)**平衡**:保护各种人和人群的权利,既包括意见占多数的人,更包括意见占少数的人,甚至是每一个人,即使那些没有出席会议的人的权利也应该得到保护,从而最终做到保护所有这些人组成的整体的权利。

(2)**对领导人权力的制约**:领导人是由某个集体的全体成员通过选举(或上级任命)的方式产生的,这个集体将一部分权力交给领导人,同时还应该保留一部分权力,以保障对自身事务的控制权,避免领导人权力过大,避免领导人将自己的意志强加在集体的头上。对诊所领导人来说,这一点非常重要。诊所领导人的地位多是由诊所的资产所有权所决定的,而不是由诊所集体通过选举方式产生的。作为诊所领导人的"老板"的权力常常是至高无上的,别人无法取代的。那么,诊所的领导人就更要自觉和有效地约束自己的权力,否则,诊所员工对"老板"的决定往往会消极怠工、阳奉阴违,这样的诊所也就很难形成一支有凝聚力、有战斗力的团队。

(3) **多数原则**:多数人的意志代表着总体的意志。

(4) **辩论原则**:所有决定(特别是重大的决定)必须经过充分而自由的辩论和协商之后才能作出。每个人都有权利通过辩论说服其他人接受自己的意志,甚至一直到这个意志变成总体的意志。

(5) **集体的意志自由**:在最大程度上保护集体自身,保护和平衡集体成员的权利,然后依照自己的意愿自由行事。

除了上述的根本性原则外,还有一些具体的原则,如:

(1) **发言不超时,不得被打断**。

(2) **面向主持人发言**:参会者之间不应该相互对说,而应该对着主持人说话,说给主持人听,同时也是说给大家听,由大家来评判,以免两个人互相掐架。

(3) **同时只能有一个议题**:当一个提议被提出后,这个提议所包含的事务成为当前唯一有效的议题,必须在它得到解决或者经一致同意被搁置后,才能进行下一个议题。

(4) **意见相左的双方应轮流得到发言权**:如果有多人同时要求发言,那么主席应该询问他们支持的是哪一方的观点,持与上一位发言人相反观点的人有发言优先权。

(5) **主持人必须请反方参与表决**:必须进行正、反两方共同参与的表决,缺一不可。不可以认为己方已经能够达到最后表决额度的要求,就排斥反对方参与表决。

(6) **禁止人身攻击**:必须制止脱离议题本身的发言,禁止人身攻击,禁止辱骂或讥讽的语言。

(7) **辩论必须围绕当前待决议题**:如果发言人的言论与议题无关,而且其他与会成员已对此表现出反感,其发言应该被立即制止。

(8) **拆分议题**:如果一个待决议题可以被分成若干小的议题,而且与会成员倾向于就其中小的问题分别讨论,可以提议将议题拆分。

(9) **同一个议题不再讨论**:在一届会议期间,一旦对某一议题作出了决定,同一议题就不能再次讨论,除非发生特殊情况。

　　判断会议的效果如何,看看会议所通过的决议就可以有个大概了。我们的会议决议上经常出现"原则上"、"基本上""一致"等含糊其辞的说法,决议的伸缩性很大,可操作性不强。久而久之,大家也就不把开会当回事了。

　　这样的"游戏规则",对于民主理念的具体实现和操作,常常具有决定成败的重要性。罗伯特曾说:"民主最大的教训,是要让强势一方懂得他们应该让弱势一方有机会自由完整地表达自己的意见,而让弱势一方明白既然他们的意见不占多数,就应该体面地让步,把对方的观点作为全体的决定来承认,积极地去参与实施,同时,他们仍有权利通过规则来改变局势。"

　　诊所的建设、巩固和发展,固然有许多事情要做。建立和应用开会的议事规则,无疑是其中重要的一个环节。而这一环节虽然很不起眼,但却具有重要的意义,不可等闲视之。

附3 ···
与技工所沟通有技巧

一、诊所与技工所之间的关系

英文有"the future is nowhere"一说，也有"the future is now here"一说。两句话的英文字母完全一样，不多也不少，顺序也没乱，仅仅是断"词"做了变动，意思就完全不同了。很显然，前者悲观，让人陷于绝望；后者乐观，激发人的斗志。国外的牙科诊所管理专家不时把这两个句子用在口腔医师和技工所的关系上。他们认为，如果一位口腔医师把这种关系仅仅视为"他们为我加工修复体"，他就陷入了"the future is nowhere"的境地。但若换个角度，视两者的关系为"我们一起为患者提供修复体"，那就进入"the future is now here"了。

令人感到遗憾的是，诊所与技工加工所的关系常被忽略，或者没有引起足够的重视，也许大家已经对相互之间的对峙状态习以为常了。实际上，技工加工的质量对医师的临床操作和治疗效果有非常大的影响。有的加工所做出来的修复体不但符合解剖形态，而且颜色逼真，精密度高，医师在临床上几乎不需要做任何修磨，工作起来得心应手。但有的加工所做出来的修复体简直不堪入目，不仅浪费了医师大量的时间和收入，更对医师的心理状态造成巨大的伤害，没有起码的责任心。

虽然口腔诊所具有非常强的独立性，但任何一个诊所都离不开团队的合作，独自为患者提供优质的服务，而技工加工所就是这个团队中的重要一员。一般来说，患者并不直接与技工所接触，他们对修复体的褒贬都是直接指向牙科医师和诊所的。由此可见，诊所和技工所如能沟通顺畅，关系良好，密切配合，协同努力，就能够最大限度地为患者提供优质服务。

可是，诊所与技工所之间的关系常常处于比较紧张的状态。据国外的调查,大约只有 75% 的牙科医师对技工所的服务表示"基本满意",持"非常满意"评价者寥寥无几,发出报怨者则比比皆是,而技师对医师的打分也高不到哪里去。专家们指出,出现这种情况的重要原因在于缺乏有效的沟通。

牙科诊所对技工所的不满主要表现在:

1. 没有按照要求加工。

2. 没有按时完成加工件。

3. 加工件的色泽与要求不符。

4. 加工件的精密度不够。

5. 加工件使用的材料低劣。

6. 加工件的质量不稳定。

而技工所对诊所的抱怨则多如:

1. 模型不规范。

2. 模型变形。

3. 加工要求书写不清楚。

4. 对时间的要求不切合实际。

5. 不愿支付合理的加工费。

6. 拖延支付加工费。

客观讲,上述情况都是存在的,或许更糟。要讲责任,当然双方都难辞其咎了。为了解决问题,唯有以诚相待,平等相处,积极提高沟通技巧,改善交流方式。

由于社会上的等级观念作祟,牙科医师在技师面前常有一种优越感,自觉不自觉地以居高临下的姿态出现,甚至动辄对技师指手画脚。这种不平等的现实使双方的关系处于一种非常微妙的状态:表面上,技师不敢得罪医师,在医师面前唯唯诺诺;实际上,技师对医师的意见和指责并不服气,只好敷衍了事。双方缺乏有效的沟通,芥蒂难以解开,只能以分手收场,最后,受到伤害最大的还是患者。

二、诊所和技工所之间的沟通交流

在诊所和技工所都意识到存在的问题,并真正有意认真解决的时候,双方应该就以下问题充分交换意见:

1. 技工加工的要求和制度。

2. 技工加工的收费。

3. 如何建立起可靠的收取和发送系统，并保证其有效地实施。

4. 能否定期讨论技术上的问题。

5. 如何防范和解决在技工加工上出现的问题。

6. 技工所能否经常向诊所介绍新的材料和产品。

7. 双方的员工是否可以经常参观访问、了解和熟悉对方的工作。

8. 如果诊所有特殊要求（如比色）的时候，技工所是否可以派专人到诊所协助解决。

如果上述问题解决得比较满意，双方应该先把技工加工单的设计和要求确定下来。技工加工单是双方沟通的重要文件，如果诊所对加工件的要求表达不清楚，或者技工所对加工要求理解不正确，都会导致修复体的质量无法得到保证。所以，诊所和技工所必须对技工加工单的要求达成共识。医师必须知道如何书写，不但要把部位和部件类型填写好，还应该把使用的材料、色泽甚至咬合关系也填写得清清楚楚。如果有特殊的要求，除了在加工单上注明外，还应该要求技工所在收到模型后通过电话交换意见。技工所则必须认真阅读加工单，正确理解医师的要求，更要熟悉不同医师的习性和脾气，如有不清楚的地方，务必要立即与医师联系，千万不要想当然。

接下来，双方就应该通过具体的工作来测试各自的承诺。诊所在取了印模后，先后灌注两个模型：工作模型和研究模型。先将工作模型送到技工所，在交接过程中逐项检查每个步骤是否顺畅，最后在研究模型上检查加工件的质量。经过了一段时间的磨合，双方就应该建立起比较良好的关系，工作就会越做越好。

在双方的沟通交流中，应该充分利用数码照相和电子通信技术。在西方工业化国家，数码照相机和互联网通信设施这一类现代技术已经成为诊所和技工所不可或缺的工具之一，这也是衡量它们的档次和水平的标志之一。这种现代技术可以大大提高双方沟通交流的效果，得到双赢的结果。

一般来说，技工所主动与诊所联系的时候，大多是前者已经通过接到的模型预感到临床上将会遇到麻烦。诊所必须认识到，只有高度负责任的技工所才会这样做，这也是双方关系处于良好状态和沟通渠道通畅的具体体现，必须给予高度评价和积极鼓励。这样的主动联系往往能够挽回损失,产生意想不到的良效。

任何一个制度健全的技工所都有比较完善的工作程序,这是产品质量得以保障的必要条件。技工所应该将自己制定的工作时间最低要求以书面的形式正式通知诊所,诊所应该尊重技工所的工作规程,不要轻易答应患者"加快"的要求。诊所有责任让患者知道,打乱了固有的工作程序是会影响产品质量的。而另一方面,技工所也应该知道诊所的工作需求,确保提前至少一天把加工件送到诊所。

为了保持自身的良好的声誉,大多数技工所都会在修复体加工的时候挑选高质量的材料。对此,诊所医师如果对材料没有比较全面和深入的知识,最好不要品头论足,诸多指责。从保护患者权益的立场出发,要求技工所对修复体实行1~2年的质量保障期并不过分。

在西方国家,享有盛誉的技工所都会印制精美的通讯,介绍新技术、新材料和新开展的加工项目,发放到诊所。技工所还经常举办讲座,邀请诊所医师和员工参加,增进相互了解,甚至邀请诊所工作人员到技工所参观座谈,这都是很有效果的市场营销手段。

诊所和技工所之间建立起相互信赖、配合默契、共同进取的关系是很不容易的,一定是经过了相当长时间的磨合和考验,必须倍加爱惜。但是,人际关系又是一种非常奇特的感情联系,这种经过长时间培植起来的相互理解、相互信任的良好关系,又是很容易遭到损伤和破坏的,并不是"牢不可破"的。而且,一旦被破坏后就很难再复原了,所以必须非常珍惜。

与时俱进

我们还要看到,在信息化时代,患者的需求在变,口腔医师的服务方式在变,竞争态势在变,行业成本在变,利润在变……在这种情况下,口腔医师和技工所的关系已经而且还在持续不断地发生着巨大的变化。

通过计算机等数字化设备,口腔医师与技工所的沟通变得越来越方便、越来越快捷、越来越精确,随之,技工加工的结果越来越可预测,使用者的心理压力越来越轻。这一切似乎都是以"润物细无声"的形式发生着,但当我们拿现状和过去作比较的时候,这变化之巨大和深刻,不能不令人感叹不已!谁也不会否认,这种趋向是势不可挡的,而且还远没有停止的迹象。

对整天奋战在临床第一线的口腔医师来说,带金属内冠的烤瓷冠、金冠、全瓷冠等是熟悉得不能再熟悉的修复体了,我们在过去的二三十年里几乎每天都在做。但今天,贸然回头,突然发现,lithium disilicate、nano-ceramics、nano-composite、Vita's Enamic、Lucite reinforcements、Monolithic zirconia 等用得越来越多了。电子切割、"3D 打印"也正在以超乎寻常的速度在发展,即使是加工金属内冠烤瓷冠,取模时也越来越常用激光扫描技术。不少专家预料,数字化活动义齿和数字化印模技术将在若干年后取代传统的制作技术。

与从前相比,在加工牙科修复体时选用哪一种材料和技术,需要口腔医师和技工所之间有更频繁、更密切的合作。为了制作出优质的修复体,不但技工所的技师要懂,临床牙科医师也要懂,因为不同的材料和技术对牙备和取模有不同的要求,这是双方当今面临的严峻挑战。

就以 CAD/CAM 来说,自 30 年前 CEREC 问世以来,开展椅旁切割修复体的牙科诊所在美国每年以 12% 的速度增多。在最近的芝加哥牙科年会上,有专家预测,使用此技术的牙科诊所最终将达 25%~30%。

一般地讲,牙科技师在对新型修复体材料的性能、特点、应用、工艺等方面的认识和了解,优于口腔医师。从烤瓷牙、全瓷牙、聚合瓷等新技术的应用推广普及所走过的路来看,牙科技师们绝对是功不可没,他们的作用不容小觑。当然,要论修复体的应用效果和患者的反馈,临床口腔医师又最有发言权。由此可见,要想为患者提供最优质的口腔临床医疗服务,医师和技师,离了谁都不行。

20 世纪 80 年代以前,口腔医师们所需的修复体,全部是由牙科技工加工所完成的。有的时候,口腔医师也会就治疗计划征求技师们的意见,特别是活动局部义齿。但一般来说,口腔医师设计修复体时,很少主动和技师合作。不仅如此,当技师就设计或选用材料提出建议时,口腔医师多会很不耐烦,甚至会以更换加工点威吓。那个时候,口腔医师和技师是不平等的。平心而论,这样的态势对患者是不公平的。患者理应得到最好的、最周到的服务,而这样的服务,是由口腔医师和技师共同提供的。

口腔医师在义齿设计上较多考虑临床功能、美观、价格等因素,技师在义齿制作时则较多考虑基牙受力大小、义齿的稳定性和耐用性等因素。当口腔医师的设计思路与技师的制作考虑完美无缺地结合在一起时,患者的利益就能够实现最大化。

现在,各式各样的修复体令人目不暇接,用不同材料和不同加工方式生产出来的修复体,无论是外形、色泽、精确度,都是传统材料和方法无法比拟的。在美国,在培养口腔医师的高等学府里,讲授新材料新工艺的课程时数越来越少,有些学校竟然到了完全厥如的地步。为此,牙科技工加工所举办了形形色色的培训课程,其中,比较知名的有 Glidewell、National Dentex 和 Microdental,这些课程基本上都得到了牙科专业管理机构的认可,被纳入继续教育范畴。那些被邀讲课的临床专家在传授先进材料和技术的同时,常常结合自己的实际经验,介绍与之相关的诊所管理和营销知识,特别是口腔医师和技师的角色变化及作用互补,听众们受益匪浅。

物色一个信得过的技工所,关键是要找到有共同理念的技师,兼顾彼此的利益,双方能够毫无拘束、自由自在地沟通,为了解决患者的问题而共同努力。

需要注意的是,我们已经无可选择地进入了被数字设备统治的世界,数字系统渗透到了我们生活中的每一个角落,包括牙科。这个时代发展得实在是太快了,看看市面上智能手机的更新换代就不难理解,我们真的还有许多许多事情需要学习和改进,包括我们这个行业,尤其是口腔医师和技工加工所的关系。稍不留神,我们就有可能落伍,就会失去机会。

总之,在面对变化中的新事物时,最好牢记美国著名牙科管理专家 Dr. Pankey 的话:不要在每一件新生事物上做第一人,但也不要做最后的人(Don't be the first on your block to try everything new that comes along... but don't be the last either)。我们必须知道,诊所与技工所之间的良好沟通对诊所是极其重要的,千万不要墨守陈规,因循守旧,错失良机。

附4···
加拿大安大略省牙科协会的《医患沟通指南》

一、概述

2012 年,加拿大安大略省牙科协会(Ontario Dental Association, ODA)颁发《医患沟通指南》(*Patient Communication Guides for Dentists*)(以下简称《指南》)。意在"介绍改善医患沟通之基本做法和技巧","让医患沟通更顺畅"。

从牙科诊所管理的角度看,医患沟通属于医疗卫生行业中的"软技能"(soft skills)。这种技能有别于牙科专业的临床治疗之"硬技能",但大大有助于提高患者对医疗关护价值之认知,增强患者对口腔医师的信任,取得更好的疗效,绝对不容小觑。

对医务工作者来说,"医患沟通"是每天都在做的事情,却又鲜有牙科医疗从业人员全面而系统地学习过这项技巧,所以重温《指南》必会获益良多,最终达致造福广大患者之目的。

在提供有关口腔医疗保健资讯的时候,医师们通常完全忽视了患者们对此一无所知或一知半解的现实。所以,《指南》指出,有效的医患沟通可以让患者在对自己的口腔健康作出决定之前掌握必需的资讯,这正是患者接受治疗计划的基础。

医师属于专业人士,对自身专业的热爱、重视和钻研是医疗卫生从业人士的一大特点,但他们常常误判了患者对医师的专业技能和服务态度之权重。患者对牙科专业知识的贫乏,极大地加重了医患沟通在他们心理上所占的分量。大量事实证明,再好的口腔医疗健康知识和技能也代替不了良好的医患沟通。出色的医疗关护就是耐心倾听和充分理解患者的需求,及时做出适当反应。所以,《指南》指出,良好的医患沟通会增进患者对医师的了解,提高患者对医师的信任度。当患者对诊所和医师的体验是积极正面的时候，他们不仅会很容易接受医师提出的治疗计划，而且还会向自己的亲友推介诊所，这才是最好的市场营销方式。

《指南》还列举了医患沟通的重要性：

1. 增加满意度　加拿大牙科协会的调研结果显示，患者的满意度是与他们在诊所得到的关护成正比的，这又直接与医护人员的沟通意愿、能力以及对患者的同情心有关。

2. 减少投诉　与患者进行坦诚的交谈，有助于减少患者的抱怨和投诉。患者对治疗的不满，也常可借良好的沟通得以化解。

3. 提高效率　良好的医患沟通能够让患者说出心中的顾虑，以免错失重要信息，消弥治疗后可能发生的问题，提高工作效率。

《指南》把患者对诊所和医师的需求总结为以下七个方面：

1. **友善**　和蔼亲善，温暖如春，关怀备至。
2. **同情**　重视患者的想法和状况。
3. **效率**　尊重患者的权益。
4. **可控**　治疗计划合情合理。
5. **可选**　允许患者选择治疗方案。
6. **资讯**　坦诚告知治疗计划及其费用。
7. **可信**　不隐瞒可能发生的情况。

从心理学角度分析，每一个患者都期盼得到与众不同的对待，绝不愿意被当做一个代号，所以《指南》告诫医师，工作中必须恪守以下原则：

1. 不要和患者争执。患者总是觉得自己是对的。诊所员工应该做出色的听众，尽可能附和他们，尽最大努力令他们高兴。

2. 初次接触中不要谈钱。涉及费用的讨论要择机而行。最好的时机是在介绍和解释了治疗建议，医患双方对治疗计划取得共识之后。

3. 慎重接待新患者。不要轻易询问患者是否享有牙科保险，以免患者形成"这个医师把钱看得太重"，或"这个医师的治疗会随行就市"的错觉。

《指南》分析，患者眼中的好医师应具有如下品质：

1. **自信心**　口腔医师的自信心会影响患者。
2. **同情心**　口腔医师应该关心患者的感受和体验。

3. 人道 口腔医师应该满怀关爱、怜悯、仁慈。

4. 个性化 口腔医师应该尊重患者,热情对待患者,即使是常规检查也不例外。

5. 诚实 口腔医师应该用浅显的语句解释诊断,有的放矢地介绍治疗计划,不要漫天要价。

6. 可靠 口腔医师应该向患者提供多种选择,协助患者作出最适合的决定,而不是拿不切实际的方案向患者施加压力。

7. 尊重 口腔医师应该仔细倾听患者的陈述,认真考虑患者的意见。

8. 细致入微 口腔医师应该从容不迫,不要让患者有被催促的感觉。

二、五个时段

为了让诊所全体工作人员自觉熟练地运用医患沟通的技巧,《指南》科学地把它分为五个时段:

(一)第一时段:初始接触

初始接触(the initial contact)不但决定了整个就诊过程的互动基调,而且还是避免与患者之间产生误解,防止误读患者期望的最佳时机。

新患者也好,老患者也罢,只要进入诊所,就会形成这次就诊的第一印象,绝不可等闲视之。为了给患者留下良好的第一印象,必须把注意力集中到患者身上,暂时搁置其他事情,成为积极的聆听者,不要做"佈道人"。

1. 患者进入治疗室时,最先和患者打招呼的人应该是口腔医师。

2. 接着,口腔医师应做自我介绍,如"我是 × 医师"。

3. 继而,向患者介绍助手以及在治疗室内的其他人。

4. 接下来,口腔医师应该向患者讲解当天要做的事情和可能发生的事情。

5. 自始至终,口腔医师和助手等人都应面带微笑,轻松自然,具专业精神。

6. 称呼患者时用适当的尊称。

7. 倾听患者陈述时应专心致志,心无旁骛。

8. 检查患者前应先征得同意,最好还问问患者是否想知道检查的进程和发现的问题,按患者的意愿做。

9. 和患者交谈时应该调高牙科椅靠背,确保医患双方的眼睛处于同一水平。

10. 解释诊断和治疗计划时,必须使用通俗易懂的语句。

在和患者相处的整个过程中,医师的领导力应得到充分发挥。助手和其他员工的作用固然重要,但须牢记,患者是来看医师的。

(二)第二时段:检查

这个时段极其重要,却往往被视为常规而未予重视。患者则不然,因为这是他们了解医师专业技能的开始,也是以专业水准了解自己口腔状况的唯一途径。再说,这还是对患者进行口腔健康宣教的最佳时机。

在接受检查的时候,患者对医师在做什么和看到什么通常是一无所知的。向患者讲解自己在做什么和发现什么,不但可以让患者懂得医师的价值,还可以强化医患关系。所以,医师在检查过程中要让患者知道自己在做什么,发现了什么,并把诊断告诉患者,还应该鼓励患者提出问题,推动他们参与口腔健康的改进和维护。

(三)第三时段:讨论治疗计划

此时段不仅可以鼓励患者的参与意识,更能让患者感受到来自医师的尊重,体验到诊所的专业精神和诚信意识。这个过程的关键在于详尽介绍治疗计划,确保患者完全明白。讨论治疗计划时要注意以下事项:

1. 用语简洁浅显,尽量避免使用专业词汇。

2. 条分缕析,由简入繁,强调价值之所在。

3. 对可以暂不治疗的问题,必须细加说明。

4. 尽可能提供书面资料,让患者带回家认真考虑。

5. 不要轻易评判患者的选择。

6. 任何一项治疗措施都应详尽解释,鼓励患者提出问题。

7. 为防止误解,最好请患者复述一遍,确保医患达成共识。

8. 讨论过程和患者反应须记录在病历上。

这个时段,特别要留意的是患者的知情同意权。按法律规定,口腔医师在诊治患者前须得到患者的知情同意,所以要用患者听得懂的语言解释,鼓励患者提出问题,保证患者在作出有关治疗的决定前充分知情,还必须将有关内容记录在案。

(四)第四时段:讨论治疗费用和牙科保险

许多医师都觉得讨论费用是最尴尬的事情,许多患者也同样处于"欲说还休"的境地,但若双方坦诚相待,事情并非如想象之难解。需要注意的是,患者多不乐意和员工谈论此事,所以医师应该承担起主导和引导的作用。

加拿大牙科协会有一套科学制定的诊治收费"指导价",但它不具强制性,不应将之奉为圭臬。按规定,每一位医师都可根据诊所的具体情况制定自己的收费标准。

加拿大牙科协会的指导价是公开的,公众可以在公共图书馆查询。当患者发现医师收取的费用与指导价不符时有可能提出质疑,有的患者还会拜访不同的口腔医师收集有关信息。但每个专业都有很强的排他性,患者是很难就此作出正确判断的。例如,有的诊所把技工加工费用包括在费用内,有的则分列;有的口腔医师是全科医师,有的是专科医师,收费当然不同;再说,不同诊所的各项成本不同,价格也会有所区别。

无论如何,谈论收费问题时都应遵守公开透明的原则,要坦诚公开,绝不隐瞒,涉及的技工加工费、耗材成本、额外费用等都应如实相告。当然,也不要仅仅停留在数额的层面上,还应强调口腔健康的价值所在。

讨论费用时应该注意的问题:

1. 尽可能使用"成本"二字,少用"价格"这个名词。使用后者,有些患者会过度夸大其商业性,认为医师从中获取高额利益;使用前者,大多数患者不会斤斤计较它在"口腔健康"中所占的比重。

2. 介绍治疗费用时不要采用"分解收取"的办法,以免患者反感。

3. 假如患者有牙科保险,应该如实将保险不包的部分告诉患者。

4. 介绍费用时最好稍许偏高一点,然后再适当降低,其效果远比先低后高要好。

当治疗项目比较多或比较复杂时,需注意以下事项:

1. 强调助手和其他辅助人员的重要作用。

2. 强调治疗中所采用的新技术、新设备、新器械、新材料。

3. 不要遗漏技工加工费用。

4. 最好以书面形式把治疗计划和相关费用列出,让患者在作决定前对整个治疗过程有清楚的了解,并对照牙科保险的规定,做好必要的准备。

5. 懂得和珍惜专业技能及服务质量之价值的患者,对价格高低的敏感程度远不及不懂得不珍惜者。所以,不要轻视提高患者对牙科价值认识的责任,它看似与牙科诊治无关,其实关系重大。

(五) 第五时段:就诊总结

这个时段虽然只有区区几分钟,但重要性丝毫不亚于初始接触时段,以下是需要注意的事项:

1. 认真询问患者,是否已经完全明白前面所讨论的内容,鼓励患者提出问题。

2. 自始至终都应面向患者,任何时候都不要把脸拧到另一侧。

3. 要有耐心,千万不要急于离开或做其他事情。

4. 要和患者确认治疗计划。

5. 最后,必须向患者说明,你是整个计划的负责人。

6. 如有可能,陪同患者离开诊室到候诊室。

7. 和患者交谈时,不时以患者姓名称呼之,增加亲切感。

三、倾听

针对医患沟通中的常见问题,《指南》专项讨论了"倾听",重述了"倾听和了解重于讲述和教育"(listening and learning comes before telling and educating)的原理。

虽然,口腔医师是牙科临床专家;但是,患者才是自己命运的主宰。在专业知识上,口腔医师远胜于患者;但在考量相关的各种因素及其排序上,口腔医师远不及患者。

在取得患者理解和敦促患者采用口腔健康新举措的时候,与其告诉患者怎么做,不如鼓励他们换位思考,改变旧习,试用新法。专家们认为,只有知

193

道了患者的认知,才有可能提高患者的自觉性,这就需要耐心倾听。

专家告诉我们,大多数人都没有发现,沟通中最有效的部分不是说,而是听。在和患者相处时,许多医师往往说得多,听得少。事实是,只要觉得医师在认真地听,患者就会有美好的感觉、有良好的印象,就会和医师发生良性互动,医师也就能够了解患者的想法和顾虑,和患者建立起牢固的关系。

除了"耐心倾听"外,《指南》还强调"积极倾听"。所谓积极倾听就是鼓励患者复述,确保沟通时表达的概念和建议正确无误,此法简单易行,效果奇佳。在口腔医师和患者的母语不同、患者年龄偏大,或患者有沟通障碍时,这种方法更加有效。

四、沟通技巧小结

《指南》的后半部分总结了沟通的技巧,提倡做"沟通的智者"(communicate smarter),即有开放的心态、聪明的耳朵、温柔的同情,善于利用有限的时间进行有效的沟通。

1. 倾听(listen) "向患者提供最佳医疗服务"的第一步就是"倾听"。首先,要让患者开口说话,非如此就无法知道患者的问题所在,非如此就无法了解患者懂得患者,非如此就无法取得患者的尊重,非如此就无法进行有效沟通。

2. 语调和非语言表现(be mindful of your tone and non-verbal cues with patients and your staff) 话语固然重要,可语调丝毫不让话语,很多时候,语调语态比语句传递的信息更丰富。患者都很敏感,对友善谦和的语调与浮躁粗鲁的语调有非常敏锐的鉴别能力。有的时候,就是因为语调不妥,尽管口腔医师提出的治疗建议合情合理,患者却视之为冷酷无情。

肢体语言被视为非语言沟通,绝不可等闲视之。当口腔医师双手交叉置于前胸、体位居高临下、手脚抖动时,患者的厌恶之情油然而生。

3. 不要把负面情绪带到诊所(keep your bad day or frustrations to yourself)。 医师必须坚守这样一个原则:永远不要让不愉快的心情或不合作的患者干扰自己,影响员工,波及其他患者。

4. 礼貌(be polite) 纵使环境恶劣难耐,友善礼貌犹如甘露。对患者,应该笑脸相迎,握手致意,以名呼之,平视对坐。患者前来求助,多怀忧虑焦躁之情,冷静和关爱能够化解敌意,反之则如火上浇油。

5. 从容不迫(don't appear rushed, even if you are)　患者最喜欢遇事冷静的医师,因为他们看起来充满自信,全神贯注,从容不迫,有条不紊。

五、如何对待麻烦的患者

任何诊所都会遇到"滋事惹非"的患者,不必大惊小怪,也无需自怨自艾。遇到这种情况,以下技巧有助于化"危"为"机":

1. 不要躲避,要勇敢地面对患者。
2. 不要冷漠,要重视患者的表达,很多时候,他们只是想有人听。
3. 表示同情,要让患者知道你理解他们的感受,而且很在乎。
4. 不要强辩,任何辩解都只会令态势恶化,使患者失去耐心。
5. 控制局势,在患者表达后立即采取适当措施解决问题。
6. 谦卑询问,弄清楚患者的要求,其实,很多时候,问题很简单。
7. 清楚解释,确定解决办法后向患者解释清楚。
8. 记录在案,将双方同意的解决方案和最后结果用文字形式记录下来。
9. 确保满意,努力落实双方同意的措施,跟踪结果,取得患者认可。

大量事实证明,不满意的患者比满意的患者更乐意和其他人分享他们的感受,可是采取上述措施后,大多数麻烦患者都会变成很具价值的患者。

六、团队协作

《指南》告诫诊所,仅仅提高医师的沟通技巧是不够的,诊所全体员工的参与必不可少。每一位团队成员都代表着诊所,他们的工作,从预约和安排就诊到收取费用和核查加工件,都是不可或缺的,所以必须高度重视团队协作在医患沟通中发挥的作用。

1. 提高会议效率　每一个诊所都应该召开会议,提出问题,充分讨论,为团队成员的协同合作、交流观念、达成共识创造机会。会议应把重点放在:

(1) 你认为团队的沟通是否顺畅、稳定、足够?
(2) 团队的沟通在哪些方面还有改进余地?

(3) 诊所与患者的沟通中还有哪些地方可以改进？

(4) 在改进与患者沟通的诸多方面,哪一个环节最重要？

团队成员对上述问题的反应,说明了诊所面临的挑战和存在的问题,有哪些地方还做得不够,诊所应有的放矢地进行培训。除会议讨论外,医师还应在会下和员工进行开诚布公的个别谈话,让团队成员明确知道自己有哪些地方可以改进。

2. 设定目标　根据收集的信息设定改进目标,公示讨论,取得共识。

3. 修订系统　有了目标后就应该制定具体措施来保证目标之达成,否则,再好的目标也只是空中楼阁。要让大家明确知道该做什么、该说什么、怎么说等。

4. 培训　培训工作应和岗位责任制结合,并把沟通设为一项可衡量的指标。团队成员的行为守则不是轻而易举就可以做到的,所以应该每个月进行一次培训员工,熟练掌握沟通技巧。

七、调查患者满意度

满意的患者会变成忠诚的患者,更会主动向自己的亲友推介诊所。调查患者的满意度有助于诊所改进,是关爱患者、关爱员工的实际行动。

诊所应该将患者的满意感从“主观感觉”变成系统的、可度量、可监测的指标。这样做,“患者满意度”就进入了可持续的操作层面。

“患者满意度”的调查不难,只需请患者填写一张表。大多数患者都乐于提供他们的反馈意见,因为这会令诊所工作更好。

1. 调查工具　调查工作无需请独立的第三方进行。最简单的调查就是在患者离开诊所前口头询问他们的感觉,不但口腔医师要做,其他员工也要做。另一个方法是请患者填写一张表格。调查表最好设计为 5~6 个问题,将满意度标示为阿拉伯数字 1~5,代表“不满意”到“非常满意”,请患者挑选其中一个数字。除了请患者在离开诊所前填写此表外,也可以通过电子邮件的方式征求患者的意见。

2. 打分　调查后,每个月的月底将结果量化为分值比对,藉此按月比较。此外,还可以对患者的推介数、患者的挽留数和患者的复诊数进行量化比对。

57椅